KB162643

출산, 수유
그리고 예쁜가슴

출산, 수유 그리고 예쁜 가슴

"안타깝다"

가슴 성형수술을 주로 하면서 종종 드는 생각이다. 특히 출산 후에 처진 가슴으로 자신감을 잃고 스트레스받는 엄마들이 수년간 참고 지내다가 마침내 나에게 상담을 받으러 왔을 때 드는 생각이다. 그나마 이런 사례는 내가 해결해 드리면 되는 문제이지만 계속 참으면서 살아가는 엄마들이 훨씬 많을 것이라는 생각에 더욱 안타깝다.

"부럽다"

20세 초반의 여성이 작은 가슴을 갖고 있지만 여러 가지 통로로 가슴 성형의 장단점을 정확히 파악한 뒤 더 예쁜 가슴을 위해 나를 방문했을 때는 참 부럽다는 생각을 한다. 그녀의 합리적인 사고와 판단력 그리고 앞으로 예쁜 가슴으로 자신 있게 살아갈 날들이 훨씬 많다는 것이 참 부럽다.

상담을 해보면 환자 대부분이 수술을 망설이는 두 가지 이유는 통증과 부작용이다. 아는 사람 건너 건너서 누가 수술을 했는데 아파서 한 달 동안 꼼짝도 못 했다든지 10년마다 보형물을 새것으로 바꿔줘야 한다는 등의 어디선가 들은 내용이 그들을 망설이게 한다. 다행히도 이는 예전에 수술받은 사람들에게만 해당되는 이야기이다.

보형물을 10년 후 새것으로 바꿔야 했다는 얘기를 하는 사람은 적어도 10년 전에 수술받았다는 이야기인데 10년 전과 지금은 수술 기술이 완전히 달라졌다. 또한 2005년 국내에 물방울 보형물이 도입되면서 그에 적합한 밑선 절개도 같이 도입되게 되었다.

아마도 내가 10년 전에 겨드랑이 절개로 식염수 보형물을 넣었다면 굉장히 아프고 10년 후 새 것으로 바꿔줘야 할지도 모른다. 하지만 오늘 내가 밑선 절개로 코히시브젤 보형물을 넣는다면 이 환자에게는 평생 아름답고 예쁜 가슴을 선물할 자신이 있다. 이 책을 읽고 그동안의 고정관념을 깨는 여성들이 더 많아졌으면 하는 바램이다.

네이버 맘카페에서 1년 이상 처진 가슴에 대한 Q&A를 진행하면서 커뮤니케이션이 중요하다는 사실을 새삼 깨달았다. 모든 성형 수술이 그렇겠지만 자신이 평생 지니고 살아가야 할 가슴이기 때문에 수술에 대해 정확히 알고 있어야 한다. 문제는 나한테 상담 오시는 분들의 사전 지식이 각각 다르다는 것이다.

극단적으로 열 군데 이상 상담을 다녀보시고 마지막으로 선택하시는 분도 있고 그날 배너광고 보고 괜찮을 것 같아서 지나가는 길에 들렀다는 분들도 있다. 이 두 분에 대한 상담과 수술이 동일하게 이루어져서는 안 된다. 바쁜 성형외과 의사가 5분 상담하면서 절개선을 확인하고 사이즈를 결정, 그다음 실장과 가격 상담 후 수술받으면 환자 본인이 예상했던 결과가 아니라고 할 가능성도 있다.

내가 생각하는 이상적인 진료와 상담은 환자의 생각을 최대한 많이 들어주는 것이다. 환자는 자신이 원하는 사이즈, 절개선, 개선되었으면 하는 부분, 평소에 불편했던 부분, 신경 쓰이는 부분을 충분히 얘기해줘야 하고 의사는 최대한 많은 정보를 이끌어 낼 수 있도록 보조적이고 협조적이어야 한다.

이 부분도 정말 사람마다 다양해서 중고등학교 가슴발달상황에서부터 현재 남편과의 갈등까지 소소하게 다 얘기하는 환자가 있는 반면 '아는 언니가 겨드랑이로 300cc 넣었는데 저도 그냥 똑같이 해주세요'라고 말하는 환자도 있다. 당연히 후자의 경우에는 수술 후 만족감이 떨어질 가능성이 높다.

"10시에 밑선절개로 수술받고 5시에 어린이집 픽업 갈 수 있을까요?"

이 정도면 아주 수준 높은 질문이다. 인터넷 카페에서 후기를 많이 읽거나 Q&A로 이미 상담을 받고 오시는 분들은 이후의 상담 과정이 한결 수월하다. 환자분도 부담 없이 자신의 요구사항을 한 번 표현했고 나도 그것을 사전 파악해서 한 번 답변해 드렸기 때문에 그 이상의 문답이 이어지기 때문이다.

 더 좋은 것은 상담받기 전에 이 책을 읽어보고 가는 것이다. 이 책을 통해 가슴 성형을 원하는 이들이 최소한의 지식을 가지고 의사와 소통을 원활하게 해서 의사와 환자 모두가 만족하는 수술 결과가 나오는 데 크게 기여할 것을 믿어 의심치 않는다.

2019년 4월
아름다운 가슴을 만들어 주는
U&U 성형외과 진료실에서 김기갑 원장

목 차

가 슴 이 처 졌 을 때 하 는 고 민

내 가슴은
왜 작고 처졌을까?

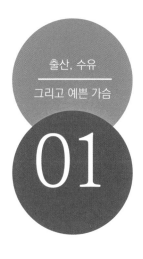

출산, 수유
그리고 예쁜 가슴

01 가슴 모양이 아까운데 모유 수유 안 하면 안되나요?

"가슴이 망가질까 무서워 모유 수유를 하지 않는 엄마들에게"

"선생님, 모유 수유를 하고 싶은데 모유 수유하면 가슴이 망가지고, 가슴 모양을 지키려고 아이한테 분유를 주면 벌써부터 미안해지고...어떻게 하죠?"

모유 수유가 아이에게 좋다는 사실은 누구나 알고 있습니다. 그렇지만 객관성을 위해 서울대학교병원 의학 정보에 공개된 내용을 다시 한번 살펴보도록 하겠습니다. 다음 장에서 보듯 모유 수유는 장점이 많아 포기하기란 쉽지 않습니다.

장점	아기에게 미치는 장점	장점	산모에게 미치는 장점
1	아기에게 가장 이상적인 음식이다.	1	아기가 젖을 빨 때 반사적으로 옥시토신이 분비 자궁을수축시키고 산후 출혈을 줄인다
2	중추신경계 발달에 중요한 콜레스테롤과 DHA가 풍부하게 들어 있다.	2	젖분비호르몬이 분비되어 배란이 억제되므로 자연 피임효과가 있다.
3	각종 면역 물질과 항체를 포함하고 있어 감염 질환의 발생을 현저히 줄인다.	3	칼로리 활용이 높아져 체중 감소에 도움이 된다.
4	천식이나 습진, 임파종이나 당뇨 등 비감염성 질환의 발생을 줄인다.	4	칼슘 대사를 촉진시켜 골다공증 발생이 줄어들고, 유방암 난소암의 발생 빈도가 감소한다.
5	생체 이용률이 높은 철분을 함유하여 빈혈 발생이 적다.	5	아기의 감염성 질환을 줄여 상대적으로 의료비를 감소시켜 경제적으로 많은 이득이 있다.

〈모유 수유의 장점〉
(서울대학교병원 의학 정보)

하지만 이제 걱정할 필요가 없습니다. 사랑스러운 아기에게 엄마
의 모유를 듬뿍 주고 건강히 수유를 마친 엄마도 더욱 매력적인 여성
으로 다시 돌아올 방법이 이 책에 나와 있기 때문입니다.

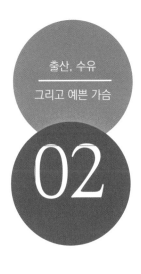

02 임신, 출산, 수유 중 가슴은 어떻게 변해가나요?

"출산 후에는 무조건 가슴이 처지는 건가요?"

　신비롭게도 인체는 임신, 출산, 수유를 거치면서 상황에 맞는 역할을 하도록 가슴을 변화시켜 줍니다. 이때 가슴의 변화는 주로 세 가지 호르몬 조절에 의해 이루어집니다.

　대표적 여성호르몬인 에스트로젠 (Estrogen), 임신을 유지해주는 프로게스테론 (Progesterone), 수유를 촉진해주는 옥시토신 (Oxytocin)이 그것입니다.

　모두 다 이름도 길고 복잡하지만, 이것들은 전부 임신했을 때 태반을 통해 태아에게 산소 및 영양소를 안정적으로 공급하면서 나중에 태어날 아기를 위해 유선을 발달시켜 출산 후 수유 준비를 도와주는 호르몬들입니다.

분만 중에는 자궁의 수축 등을 도와 태아를 안전하게 출산하는 것을 도와주는 역할로 바뀌게 되며 출산 후에는 임신 전으로 회복을 위해 자궁과 부속기관을 원상태로 돌아가게 하면서 유선과 유두는 수유를 위한 준비를 하게 합니다. 이 모든 것이 아이를 낳기 위한 호르몬의 조화에 따라서 이뤄진다니 정말 신비롭지 않나요?

: : 임신 중에 발생하게 되는 가슴 사이즈의 변화

임신 중에 브라 사이즈는 보통 한두 컵 정도 커집니다. 수유 중에는 C컵이 F컵까지 커진 사례도 보고된 바가 있습니다. 흉곽 둘레도 같이 커지기 때문에 컵 사이즈 뿐만 아니라 밴드 사이즈도 커지게 됩니다. 예를 들면 75A 입던 사람이 80B~C 정도의 브라를 입게 되는 것은 자연스럽고 흔한 일입니다.

출산 후에는 절묘하게도 임신 중에 모유 분비를 억제하던 호르몬이 억제 기능을 하지 않으면서 모유 생성 및 분비를 촉진하게 됩니다. 유선에서 생성된 모유가 차기 시작하면서 가슴 전체가 뭉치고 무겁고 심지어 아프기까지 합니다.

이때 산모에 따라서 1~2컵이 더 커질 수도 있습니다. 그리고 시간이 지나면서 모유 수유 패턴이 자리를 잡게 되면 다시 사이즈는 줄게 됩니다. 여아에게 모유 수유를 하는 산모의 경우 남아일 때보다 엄마 가슴 크기의 변화가 더 크다는 보고도 있습니다.

임신 중에 가슴의 변화가 어느 정도 있다는 사실은 누구나 알고 있었지만 이렇게나 다양하게 변화가 되는지는 아마 정확히 몰랐으리라 생각합니다. 다음 장에서는 출산 수유 후 가슴이 왜 처지는지에 대해서 알아보겠습니다.

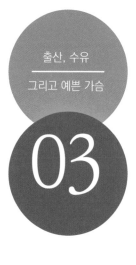

03 출산 수유 후 가슴은 왜 처지나요?

"가슴이 처질까 봐 임신하기 싫어!"

35살 미진 씨는 결혼 전부터 대기업 인사부서에서 일하고 있었습니다. 아이를 낳고 나서도 젊은 사람들과 만나 이야기를 나누고 때로는 지도해야 하는 인사과의 입장이기에 어느 자리에 서 있든 자신감을 지닐 수 있도록 표정과 행동을 연습했습니다.

몸의 탄력도 꾸준히 유지해야 하는 것은 물론이었습니다. 그런데 미진 씨는 가슴 모양에 자신이 없었습니다. 모유 수유로 아이를 키운 뒤 처지고 납작해진 가슴을 거울로 볼 때마다 마치 할머니 같았기 때문입니다.

'차라리 모유 수유를 하지 말걸'이라는 후회를 했지만 '모유를 먹였으니 어쩔 수 없지....'라고 생각하면서 현실을 받아들였습니다. 미진 씨가 모유 수유를 하지 않았다면 정말 가슴이 처지는 것을 막을 수 있었을까요?

학계에서는 가슴이 처지는 이유를 단순히 모유 수유라 단정하지 않습니다. 모유 수유를 하는 것이 꼭 가슴을 처지게 만들지 않기 때문입니다.

그럼 무엇이 가슴을 처지게 만드는 것일까요? 미국의 Brian Rinker 박사는 1998년부터 2006년까지 임신 경험이 있는 사람 중 가슴 성형술 상담을 받은 사람의 가슴 처짐에 대한 통계를 조사했습니다. 그가 밝힌 가장 강력한 요소는 흡연이었습니다. 흡연이 피부의 엘라스틴을 파괴하여 가슴이 탄력을 잃고 처진다는 것입니다.

다른 요소로는 임신 전의 가슴 컵 사이즈였습니다. 원래 큰 가슴일수록 출산이나 수유 후 가슴이 처진다는 것이었습니다. 다른 이유로는 임신했을 때의 엄마 나이, 임신 횟수, 비만도 등이 가슴처짐의 원인으로 지목되었으며 Brian Rinker 박사는 모유 수유는 직접적인 원인이 아니라고 하였습니다.

물론 이 연구도 성형수술을 고려하는 사람들만 대상으로 했기 때문에 완벽한 사실을 이야기하지 못하지만 더 이상 가슴이 처질까 봐 모유 수유를 포기하는 일은 없었으면 합니다.

: : 그러면 임신과 출산은 가슴을 처지게 만드는 것이 아닐까?

임신과 출산은 그 자체로 가슴이 처지는 이유이기는 합니다. 가슴 자체가 무거워지기 때문에 가슴을 고정해 주고 있는 지지 인대

(Supensory ligament)가 물리적으로 늘어나 버리기 때문이죠. 다만 이러한 지지 인대를 어떻게 하면 이전의 모습으로 다시 되돌릴 수 있을까 고민하고 그러한 결과를 내는 것이 바로 가슴 성형입니다. 모유 수유는 엄마들만이 누릴 수 있는 기쁨이고 권리임에도 가슴 처짐이라는 것 때문에 미루고 있는 분

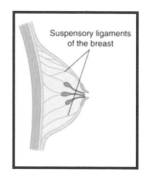

〈가슴의 지지인대〉
(Suspensory ligament)

들이 있습니다. 저는 이 책을 통해서 모유 수유가 엄마들의 가슴을 처지게 하는 것이 아니라는 사실을 말씀드리고 싶습니다.

　"나는 가슴이 처질까 봐 임신하기가 싫어"라는 말은 과학적으로 맞는 말이지만 "나는 가슴이 처질까 봐 모유 수유하기는 싫어"라는 말은 과학적으로 증명이 부족한 상태입니다.

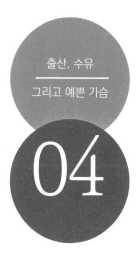

04 브래지어를 착용하지 않으면 가슴이 더 처지나요?

"가슴이 처지기 전에 브래지어를 해야 했나?"

　매일 아침, 여성 전용 헬스장에서 조깅하고 출근을 하는 하나 씨. 하나 씨는 가슴이 청소년 시절부터 유달리 컸습니다. 그래서인지 뛰거나 움직일 때 가슴이 움직이는 게 불편하고 남들 눈에 약점으로 보일까 봐 중학교 때부터 가슴을 작게 보이려고 압박 브래지어를 착용했습니다. 그때의 답답했던 기억이 마음속에 많이 남아있던 하나 씨는 성인이 되고 나서부터는 남들이 보지 않는 곳에서는 노(No)브래지어로 운동하거나 돌아다니는 것을 유독 즐겼습니다. 운동하는 체육관에서도 아침에는 여자들밖에 없어 이 시간에는 아예 브래지어를 하지 않고 30분씩 조깅하는 경우가 많았습니다. 몇 년 뒤 하나 씨는 할머니들처럼 축 처진 가슴을 가지고 병원을 찾아왔습니다. 자, C컵을 가진 여성이 브래지어를 안 입고 헐렁한 티셔츠만 입은 채로 강변에서 조깅하는 상황을 생각해봅시다. 팔을 흔들면서 오랜 시간 러닝을 하게 되면 가슴은 위아래뿐만 아니라 전후좌우로 흔들리게 됩니

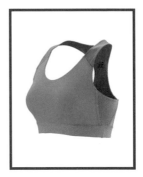

〈지지력이 있는 스포츠브라〉

다. 그렇게 되면 가슴의 피부와 지지 인대는 반복적으로 늘어나기 때문에 가슴이 처질 수밖에 없습니다.

　브래지어가 가슴 처짐을 예방한다는 연구 결과는 아직 없습니다만 상식적으로 가슴이 무거워진 상태로 흔들림을 반복한다면 앞서 설명한 피부와 인대가 늘어날 것이 분명합니다. 그래서 너무 조이지 않는 브래지어라면 약간의 불편함은 감수하더라도 꼭 착용해 주는 것이 좋습니다.

　잘 맞는 브라 사이즈는 밴드, 컵, 와이어, 스트랩 네 가지가 적당히 편하게 잡아주는 사이즈입니다. 특히 컵 자체에 지지력이 있는 스포츠 브라라면 운동할 때 가슴 처짐을 방지하는 데 아주 효과적입니다. '나중에 처진 가슴을 보면서 그때 브래지어를 해야 했나?'라는 후회를 하지 않으려면 말이죠.

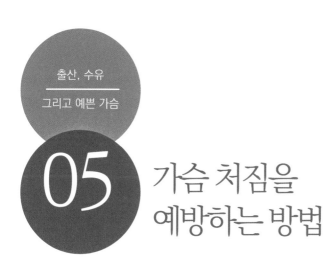

출산, 수유
그리고 예쁜 가슴

05 가슴 처짐을 예방하는 방법

"가슴 처짐을 예방하는 방법은 없나요?"

"선생님, 가슴 처짐을 예방하는 방법은 정말 없는 걸까요?"

출산과 수유를 앞둔 예비 엄마들이 가장 궁금해하는 질문 중 하나입니다. 단순히 생각하면 가슴 처짐을 예방하는 방법은 가슴이 처지는 이유에서 알아보았던 여러 가지 이유를 피하면 되는 것입니다. 여기에는 스스로의 힘으로 교정 가능한 것과 그렇지 않은 것이 있습니다.

일단 출산 전에는 당연하겠지만 출산 후에도 흡연은 하지 않는 것이 중요합니다. 또한 임신 전의 컵 사이즈와 비만도가 클수록 더 처지므로 임신 전까지 적절한 다이어트로 균형 잡힌 몸매를 유지하는 것이 중요합니다. 초기유산 경험이 있다거나 고위험 임신이면 얘기가 다르지만, 정상적인 임신 상태에서 적절한 강도의 운동은 오히려 권장되고 있는 사항입니다. 그 외에 엄마 나이, 임신 횟수는 현실적으로 조절하기 어려운 요소들입니다.

한 가지 더 얘기하고 싶은 것은 앞에서 살펴본 대로 속옷을 착용하는 게 처짐을 예방할 수 있다고 생각합니다. 무거운 가슴이 지속적으로 흔들리면 겉의 껍데기를 담당하는 피부가 더 늘어지는 것은 당연하기 때문입니다. 그래서 와이어 브래지어가 좀 불편하다면 편하게 나온 임산부용 브래지어나 스포츠브라 중 압박 타입이 아닌 캡 타입이 많은 도움이 될 것입니다.

또한 수유 중에는 모유가 가득 차서 무거워진 상태로 오래 지내지 않고 수유나 유축기로 빨리빨리 비워 주는 것도 처지는 가슴을 막는 중요한 사항 중에 하나라고 생각이 됩니다.

:: 모유 수유할 때 유축기와 가슴 마사지는 어떻게 사용하는 게 좋을까?

유축기를 사용하면 가슴이 더 처진다거나 깔때기 모양으로 가슴이 변한다고 생각하는 분들이 있습니다. 유축기와 마사지는 유선에 차 있는 모유를 주기적으로 잘 비워주는 역할을 하게 됩니다. 가슴의 무게가 가벼워진 상태로 유지되는 시간을 길게 해줌으로써 처지는 것을 어느 정도 예방해 줄 것으로 생각됩니다. 또한 모유를 제때 비워 주지 않는다면 처짐뿐만이 아니라 유선염이라는 무시무시한 염증을 초래할 수도 있으므로 유축기와 마사지는 필요할 때 꼭 도움을 받는 것이 좋습니다.

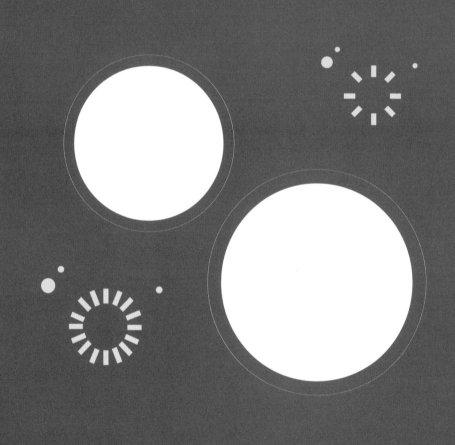

가 슴 수 술 받 기 전 에 하 는 고 민

가슴 성형 수술 한 번
받아보면 어떨까 ?

01 수술 후에도 모유 수유가 가능할까요?

"가슴 수술해도, 모유 수유 가능합니다"

결론부터 말씀드리자면, 가슴 수술 후에도 모유 수유는 가능합니다. 어떤 나라보다 더 큰 모성애를 가진 나라 중 하나가 한국이라고 생각합니다. 그만큼 모유 수유에 대해서 관심이 많기도 합니다. 모유 수유 후에도 아름다운 가슴을 유지하는 것은 모든 여성이 항상 소망하는 것이었습니다. 그래서 가슴 수술을 고려하는 여성들은 누구나 모유 수유에 대해 걱정을 하고 비슷한 질문을 하게 됩니다.

"수술 후에도 모유 수유가 가능할까요?"

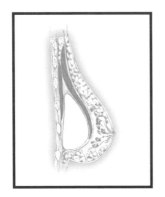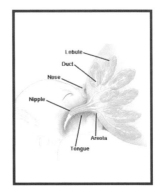

〈대흉근이라는 두터운 장벽으로 인해
보형물과 유선조직의 접촉이 최소화된다〉

네, 항상 듣는 질문에 대한 답변은 '가능하다'라는 것입니다. 모유
는 유선조직에서 생성되고 유관을 타고 나와 유두로 분비됩니다. 유
선조직 밑에는 대흉근이라는 두터운 장벽이 있고 대부분 그 아래로
보형물이 위치하게 되므로 근육 밑에 삽입할 경우 유관의 손상도 없
고 보형물과 유선조직의 접촉이 최소화되므로 모유 수유에 미치는
영향이 거의 없는 것입니다.

그런데 얼마 전 가슴 수술을 한 여성의 실리콘이 모유 수유한 아기
대변으로 나왔다는 뉴스가 있었습니다. 정말 이게 가능한 일일까요?
15년째 가슴 성형술을 하고 있는 제가 판단하건대 현실적으로 근육
밑에 삽입된 코히시브겔 실리콘이 좁디좁은 유관을 타고 나와 아이 장
속을 통과해 대변으로 나왔을 확률은 거의 없다고 볼 수 있습니다.

이러한 사례는 전 세계적으로 보고된 바도 없을뿐더러, 현장에서
많은 산모를 만나 가슴 수술을 하면서 느낀 것은 가슴 성형이 모유
수유에 거의 영향을 미치지 않는다는 것입니다. 그럼에도 엄마와 아

기의 안전이 우선이므로 식품의약안전처(http://www.mfds.go.kr/)에서 자체 조사를 통해 안전 가이드라인을 제시했습니다.

다음 장에 나와 있는 한국 식품의약품안전처의 가이드라인을 요약해보자면 '파열이 없다면 모유 수유를 진행해도 무방하며 걱정이 된다면 모유 수유 전에 초음파나 MRI를 통해 검사받은 후 진행하면 안전하다고 할 수 있다'라는 뜻입니다. 모유 수유 때문에 수술을 미루고 있다면 이를 확인하는 다양한 방법을 통해서 안심하고 아이에게 모유 수유를 할 수 있습니다. 더 이상 고민하지 않아도 될 수준의 의학 기술인 것입니다. 이제 모유 수유 때문에 엄마의 아름다움을 포기하는 분들은 없기를 바랍니다.

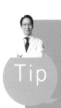

한국 식품의약품안전처
가이드라인

한국 식품의약품안전처는 파열된 제품과 동일 모델의 가슴 보형물을 수거해 실리콘 겔 내 금속 함량을 시험한 결과, 실리콘 겔 내 금속류가 모두 영아의 체내에 흡수됐더라도 안전기준 대비 노출량이 기준 이하로 인체 위해 우려는 없다고 판단했다. 실리콘 겔은 고분자 물질로 체내 흡수되지 않고 대부분 배설되는 것으로 조사됐다.

식약처 관계자는 "가슴 보형물이 파열되지 않은 경우 수유를 중단하거나, 수유를 위해 이미 삽입한 제품을 제거할 필요는 없다"고 말했다. 파열로 인해 실리콘 겔이 모유에 유입된 사례는 극히 이례적인 것으로, 모유수유를 하고 있거나 할 예정인 경우 가슴 보형물 파열 여부를 전문의에게 진단받아야 한다고 권고했다.

가슴 보형물의 파열 여부는 초음파로 검사 가능하며, 검사 결과 파열이 의심되는 경우는 MRI 등 추가 검사를 받아야 한다.

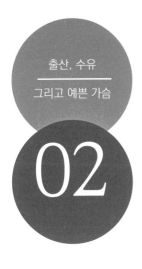

출산, 수유
그리고 예쁜 가슴

02 수술받기가 두려운데 다른 사람들도 수술을 많이 받나요?

세계인이 가장 많이 받는 성형수술 – 가슴 성형

동양인들은 가슴이 작기 때문에 누구나 한 번쯤 가슴이 커졌으면 좋겠다는 생각을 해본 적이 있을 것입니다. 더군다나 요즘은 가슴 확대술만으로도 처진 가슴을 끌어올릴 수가 있기 때문에 가슴 확대술의 적용 범위는 더욱 넓어졌습니다. 실제로 얼마나 시행되고 있는지 객관적인 통계자료로 살펴보겠습니다.

제가 정회원으로 활동 중인 해외 학회 중에 국제미용성형외과학회 (International Society of Aesthetic Plastic Surgery : ISAPS)와 미국 성형외과학회 (The American Society of Plastic Surgeons : ASPS)가 있습니다. 두 학회의 공통점 중 하나는 매년 통계자료를 통해 어떤 수술

RANK	SURGICAL PROCEDURES	TOTAL	PERCENT OF TOTAL SURGICAL PROCEDURES
1	Breast Augmentation	1,649,271	15.8%
2	Liposuction	1,453,340	14.0%
3	Eyelid Surgery	1,347,509	12.9%
4	Rhinoplasty	786,852	7.6%
5	Abdominoplasty	769,067	7.4%
6	Fat Grafting-face	596,836	5.7%
7	Breast Lift	583,192	5.6%
8	Breast Reduction	465,665	4.5%
9	Facelift	427,065	4.1%
10	Buttock Augmentation -fat transfer	300,791	2.9%
11	Ear Surgery	298,975	2.9%
12	Neck Lift	264,050	2.5%
13	Brow LIft	261,663	2.5%

〈국제미용성형외과학회(ISAPS) 전 세계 성형수술 건수〉

을 가장 많이 시행했는지 발표하고 있다는 사실입니다. 2018년 통계
는 아직 집계되지 않았기 때문에 2016년도와 2017년 통계 위주로 살
펴보기로 하겠습니다. 먼저 2016년 세계에서 가장 많이 시행된 성형
수술은 무엇일까요? 놀랍게도 가슴 확대술 (Breast Augmentation)입니

RANK	SURGICAL PROCEDURES	TOTAL	PERCENT OF TOTAL SURGICAL PROCEDURES
14	Gynecomastia	236,371	2.3%
15	Breast Implant Removal	155,453	1.5%
16	Labiaplsty	138,033	1.3%
17	Hair Transplantation	135,053	1.3%
18	Upper Arm Lift	125,557	1.2%
19	Facial Bone contouring	109,775	1.1%
20	Thigh Lift	79,476	0.8%
21	Lower Body Lift	72,253	0.7%
22	Vaginal Rejuvenation	55,606	0.5%
23	Buttock Lift	37,157	0.4%
24	Butock Augmentation- implants only	31,330	0.3%
25	Upper Body Lift	28,595	0.3%
26	Penile Enlargement	8,434	0.1%
	TOTAL SURGICAL PROCEDURES	10,417,370	

다. 국제미용성형외과학회 ISAPS의 통계에 의하면 전체 10,417,370
건의 미용 성형 중 15.8%인 1,649,271건이 시행되었습니다. 천만 명
이 수술받은 것도 놀라운데 그중 160만 명이 가슴 확대술을 받았다고
합니다.

미국 성형외과학회 ASPS의 통계에 의하면 2017년 미국에서 가장 많이 시행된 수술도 역시 가슴 확대술 (Breast Augmentation)입니다. 전체 1,790,832건의 수술 중에 300,378건이 시행되었고 2016년 대비 3% 늘어났으며 계속 증가 추세에 있습니다. 가슴 축소술 등 다른 가슴 성형술도 약 17만 건 정도 시행되었으므로 미국 성형 수술 환자 4명 중 1명은 가슴 성형술을 받았다고 할 수 있습니다.

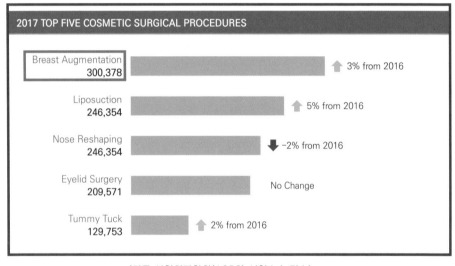

〈미국 성형외과학회(ASPS) 성형수술 건수〉

저는 이 현상을 아름다운 가슴에 대한 여성의 본능적인 열망이라고 생각합니다. 눈, 코, 입이 아무리 예쁘고 젊어진다고 해도 여성의 상징성을 가장 잘 나타내 주는 가슴에 대한 만족감이 삶의 질을 가장 높여 주기 때문에 가장 많이 시행되는 수술로 자리 잡고 있다고 해석할 수 있습니다.

:: 한국에서는 가슴 수술 순위가 2위인 이유는 무엇일까요?

2015년 통계 기준, 한국의 전체 성형수술 건수는 미국, 브라질에 이어 세계 3위입니다.

SURGICAL PROCEDURES	WORLD WIDE TOTALS	USA	BRAZIL	SOUTH KOREA
Surgical Prodcdures Face&Head				
Brow Lift	243,140	28,535	31,405	16,437
Ear Surgery	252,718	16,250	42,240	6,472
Eyelid Surgery	1,264,702	141,505	143,165	101,985
Facelift	411,529	75,920	48,840	28,116
Facial Bone Contouring	108,250	11,115	7,480	8,143
Fat Grafting-face	591,894	49,660	51,645	63,326
Neck Lift	232,606	49,660	31,405	63,326
Hair Transplatation	134,019	7,605	9,075	7,436
Rhinoplasty	730,287	49,855	65,120	72,562
Total Face & Head Procedures Beast	3,969,147	413,140	430,375	311,571
Breast				
Breast Augmentation - saline	64,674	36,140	275	3,365
Breast Augmentation - silicone	1,311,129	255,060	158,950	44,039
Breast Augmentation - fat transfer	113,189	18,785	7,205	3,150
Breast Implant Removal	153,476	37,115	12,705	6,300
Breast Lift	512,248	106,535	12,705	8,101
Breast Reduction	423,093	67,080	72,600	5,165
Gynecomastia	423,093	25,545	26,400	4,757
Total Breast Procedures	2,790,138	546,260	358,655	74,876

〈국가별 성형수술 건수〉

하지만 가슴 성형 통계에서는 미국, 브라질, 멕시코, 독일에 이어서 한국이 다섯 번째입니다. 성형수술을 많이 한다고 가슴 확대술도 많이 시행되는 수술이라고 생각하면 오산입니다. 한국에서는 쌍꺼풀 수술을 더 많이 하기 때문입니다. 한국에서는 가슴 확대술이 눈 수술에 이어서 2위에 자리 잡고 있습니다. 1년에 눈 수술이 약 10만 건이고 가슴 수술은 약 75,000건입니다. 이 정도라면 적지 않은 숫자라고 생각할 수도 있지만, 서양권에서 1위를 차지하고 있는 것에 비해서는 상대적으로 뒤처져 있다는 생각입니다.

동서양 문화의 차이라고 생각할 수도 있지만 제가 보기에는 아직 한국 사람들이 가슴 성형에 대한 막연한 불안감을 가지고 있어서라고 생각합니다. 가슴 수술이 도입되었을 때 발생하였던 통증이나 부작용 사례들에 대한 부정적인 시각이 아직도 회자되면서 막연한 불안감으로 자리 잡은 것 같습니다. 하지만 아프고 부작용이 많은 수술이라면 전 세계적으로 이렇게 많이 시행될 수 없습니다.

또한 미국 연수 동안에 느낀 바로는 수술 기술은 한국 의사들이 훨씬 뛰어납니다. 이처럼 뛰어난 기술로 정확히 수술한다면 가슴 성형에 대한 통증이나 부작용 없는 결과를 만들어 낼 수 있습니다. 한국에서 가슴 성형에 대한 선입견이 사라져서 보다 많은 여성들이 자기 가슴에 자신감을 가질 수 있으면 좋을 텐데라는 아쉬움이 있습니다.

"작은 변화가 일어날 때 진정한 삶을 살게 된다"

– 러시아의 작가 레프 톨스토이(Leo Tolstoy, 1828 – 1910)

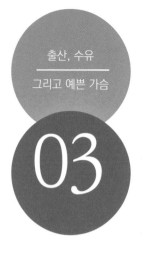

03

출산 전과 출산 후, 언제 수술해야 할까요?

가슴 수술하고 싶을 때 바로 그 시기에 받으면 됩니다

　제가 2년 넘게, 가슴 수술에 대한 답변을 드리는 맘카페가 있습니다. 하루에 4~5개 정도의 많은 답변을 직접 달아드리고 있습니다. 그러면서 많은 분들이 비슷한 고민을 하고 있다는 것을 알았습니다. '출산 전후 가슴 수술을 언제 해야 하나요?'도 가장 많이 물어보는 질문 중 하나입니다. 결론부터 말하면, 임신이나 수유 중이 아니라면 가슴 수술을 해야겠다는 생각이 드는 순간 결정하는 것이 좋습니다. 그리고 임신 전이라면 고민 없이 수술받으라고 말해주고 싶습니다. 출산 후 아이들이 어느 정도 자란 경우에도 더 이상 미루지 말고 생각났을 때 바로 수술하는 게 좋습니다.

"애들 유치원 들어가면 해야지"
"올해 명절만 지나고 나서 해야지"

이렇게 이 핑계 저 핑계 대다 보면 10년이 훌쩍 지나가 버리는 경우도 있기 때문입니다. 문제는 수유 중인데 축축 늘어져 가는 가슴을 보며 당장 하고 싶은 생각이 드는 경우입니다. 과학적으로 정해져 있는 기준은 없지만 직접 수술을 집도하는 의사로서 모유 수유를 마치자마자 가슴 수술을 받는 것은 무리가 있습니다.

개인적으로 정한 기준은 모유 수유 중에 증가한 프로락틴이라는 호르몬과 에스트로젠 호르몬 수치가 정상화되어서 가슴 크기의 변동성이 적어진 시기를 수술할 수 있는 타이밍으로 잡고 있습니다. 크기의 변동성이 적어야 컵 사이즈의 예측이나 양쪽 크기 차이 교정 등이 용이하기 때문입니다.

그렇다면 호르몬 수치가 정상화된 것은 어떻게 알 수 있을까요? 정확히 알 수 있는 방법은 혈액 검사이지만 생리 주기가 규칙적으로 돌아온다면 호르몬 수치도 정상화되었다는 것을 간접적으로 알 수 있습니다. 그래서 수유 중에 처진 가슴 수술을 하고 싶다면 모유 수유를 건강히 마치고 생리 주기가 규칙적으로 돌아온 다음에 수술받기를 권장합니다.

: : 50대인데 나이가 상관없나요?

지금까지 저에게 가슴 수술을 받은 분 중 환자 중 가장 나이가 많은 환자는 74세 할머니였습니다. 할아버지 손을 잡고 오셨는데 정말 뽀얀 피부에 예쁜 가슴이었지만 볼륨이 빠져서 늘어진 모양이었습니다. 나이를 감안해서 200cc 정도의 적당한 보형물을 넣어 드렸고 두 분 다 결과에 흡족해하셨습니다.

　　제 생각으로는 그분도 결코 늦은 수술은 아니었습니다. 다만 조금이라도 젊었을 때 수술하셨더라면 고민하는 세월이 줄어들고 행복하게 사시는 세월이 더 길어졌을 것이라는 아쉬움은 남아 있습니다.

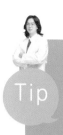

미혼여성이 가슴 수술을
받으려 할 때 특별히
주의해야 할 점이 있나요?

출산을 경험하신 여성분들을 수술하고 경과를 볼때면 가장 많이
듣는 이야기가 "이렇게 만족스러운데 젊을때 할걸 그랬어"일 정도로
가슴 확대 수술은 만족도가 높은 수술입니다. 출산으로 인해 가슴의
변형을 겪고 가슴 확대 수술 및 회복 과정을 경험하신 분들은 조금
이라도 더 일찍 할걸 그랬다는 후회를 하시는거죠.

하지만 우리는 경험해보지 못한 미래에 대해서 더 걱정을 하는 법
입니다. 따라서 미혼 여성분들이 가장 많이 하시는 고민들은 '지금
수술해도 괜찮을까?'로 요약되는 미래에 대한 걱정으로 야기되는 부
분들이 많습니다. 이에 대해서 조금 설명드리겠습니다. 먼저 출산과
수유에 대한 부분입니다. 수유에 대한 부분은 앞에서 말씀드린 것처
럼 전혀 문제가 되지 않습니다. 분만시에도 보형물이 파열되지는 않
을까 걱정하시는 분들이 많은데, 제왕절개의 경우에는 당연히 전혀
문제가 되지 않습니다.

가끔 "자연분만시에 복부에 압력을 줘서 보형물이 터지기도 한다
던데요" 라는 말씀들을 하시는 분들이 계시는데, 결론적으로는 전혀
걱정하실 필요가 없습니다. 분만시에 가슴을 누르지 않을 뿐더러,
보형물 자체는 구형 구축 등으로 인해 보형물이 자리잡고 있는 공간
에 문제가 있거나 보형물 자체가 접혀 있는 등의 문제가 없는 경우라

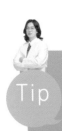

면 파열되는 경우는 거의 없으므로, 출산 전에 초음파 검진을 통해 보형물을 확인하고 문제가 없다면 안전하게 분만이 가능합니다. 또한 분만 후 산후 관리시에 받는 가슴 마사지도 전혀 문제 없이 받으실 수 있습니다.

다음으로 많이 받는 질문은 "혹시 미래의 남편이나 남자친구에게 수술 사실을 알려야 하나요? 안 들킬 수 있나요?" 라는 질문입니다. 사실 흉터의 유무와 관계 없이 보형물이 들어간 가슴은 실제 가슴과는 차이가 날 수 밖에 없습니다. 하지만 최근 보형물이 발전하면서 실제 가슴과 상당히 유사한 정도의 모양과 촉감을 만들어낼 수는있습니다. 이 때 얼마나 비슷할지는 수술적 테크닉도 중요하지만 환자분이 가지고 계셨던 기존의 유방조직이 중요합니다. 유방 조직은 크게 피부, 피하 지방, 유선조직으로 구성이 되는데, 피하 지방과 유선조직이 같은 층에서 혼합되어 존재합니다.

이때 지방과 유선 조직의 비율에 따라서 촉감이 부드럽거나탄탄해지는 정도가 달라지게 됩니다. 지방의 비율이 높을수록 말랑한 촉감이 되며, 보형물로 인해 만들어지는 피막의 두께가 얇을 수록 말랑한 촉감이 됩니다. 보형물 자체의 촉감도 회사마다 차이가 있는데 보형물 자체의 촉감이 말랑할 수록 사람들은 실제 가슴과 유사하다고 느끼는 경향이 있습니다.

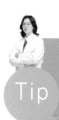

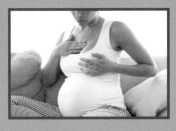

따라서 기존에 유방 조직의 양이 많고 말랑하셨던 분께서 촉감이 말랑한 보형물로 수술 을 받으시는 경우에 감쪽같은 가슴을 만드실 수 있으시기에

실제로 남자친구가 모른다며 좋아하시는 분들도 계십니다. 하지만 기존 조직의 양이 적고 촉감이 단단한 보형물로 수술을 받으실 경우에는 이질적인 촉감을 느끼실 수 있습니다. 그런 분들께 저는 당당해지라고 조언해드립니다. 남자친구에게 들키는지 여부보다 중요한 건 본인의 만족도일테니까요. 본인이 만족하고 당당하시다면 그게 가장 좋다고 말씀드리고 싶습니다.

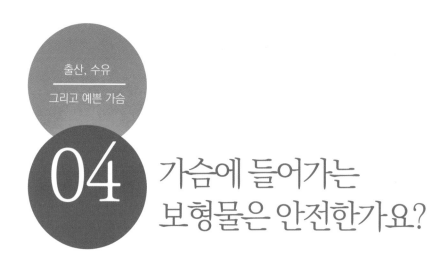

04 가슴에 들어가는 보형물은 안전한가요?

"보형물의 종류 얼마나 알고 있나요?"

가슴 보형물을 십 년마다 바꿔줘야 한다고 알고 있는 분이 많습니다만 이것은 잘못된 상식입니다. 식약처 자료에 의하면 수술받고 10년이 지난 사람들을 대상으로 조사했을 때, 10명 중 2명꼴로 보형물을 바꿨다고 합니다. 20% 정도면 많다고 느껴질 수도 있지만 이 통계는 10년 전에 개발된 보형물과 그 당시의 기술로 수술했을 때를 기준으로 했기 때문입니다. 기술이 발달한 2020년 수술받는다고 하면 2030년에는 대부분 보형물을 계속 지니고 있을 것이라고 예상합니다.

감염이나 구축 등으로 보형물을 제거했을 때 이슈가 되는 부정적인 이야기는 뉴스를 통해 온라인 등으로 급속히 퍼져나가는 경향이 있습니다만 사실 아무 문제 없이 잘 지내는 사람은 사람들의 입에 오르내리지 않습니다. 매스컴이나 SNS를 통해서 접한 부작용 케이스가 천명 중에 한 명이었을 수도 있습니다. 나머지 999명의 사람은 뉴스에 나오지도 않을뿐더러 잘 지내고 있는 것이죠.

: : 보형물에 대한 우리나라의 관리방법

몸속으로 외부물질이 들어가는 상황이기 때문에 누구나 보형물에 대한 걱정이 있을 수밖에 없습니다. 그래서 우리나라의 보형물 승인은 식품의약품안전처(Korea Food and Drug Administration: KFDA)에서 관장하고 있으며 여기에 표시가 되어 있다면 믿을만한 보형물이라는 간접지표로 사용될 수 있습니다

공식문서에서는 가슴 보형물이라는 용어 대신 인공 유방이라는 표현을 사용하며 실리콘막 인공 유방은 예전에 사용하던 식염수백을 지칭합니다. 실리콘겔 인공 유방은 요즘 널리 사용되는 코헤시브겔 보형물을 지칭하는 것입니다.

보형물 관리에 대해서는 어디서 확인을 하냐고요? KFDA 승인받은 보형물 리스트는 아래 그림을 캡쳐한 것과 같이 http://www.mfds.go.kr 사이트에서 누구나 검색해 볼 수 있습니다.

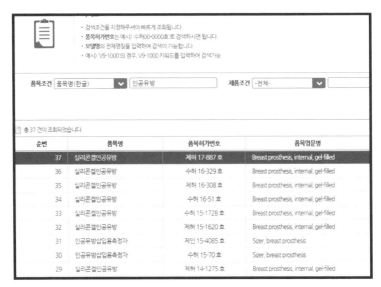

〈식품의약품안전처 인공 유방 허용제품 내역〉

현재 Allergan, Bella Gel, Eurosilicone, Mentor, Motiva, Polytech, Sebbin, Silimed, Unigel 의 9개 회사 제품이 승인되어 있습니다.

그렇다면 미국에서 승인받은 제품은 무엇이 있을까요? 이 역시 미국 FDA(US Food and Drug Administration) 사이트인 https://www. fda.gov 에 접속한 뒤 Medical Devices → Products and Medical Procedures → Implants and Prosthetics → Breast Implants에서 검색해 볼 수 있습니다. 미국 FDA 승인받은 보형물 회사는 Allergan, Ideal, Mentor, Sientra 4개 회사로 검색되고 있습니다. Ideal과 Sientra 제품은 수입이 되지 않고 있으니 실제 한국에서 사용 가능한

Manufacturers of Approved U.S. Breast Implants	
Company Name	Contact Information
Allergan, Inc. (formerly Inamed) P.O. Box 19534 Irvine, CA 92623	Phone: 714-246-4500; 800-433-8871 Fax: 714-246-6987 Website: http://www.allergan.com/
Ideal Implant Incorporated 5005 LBJ Freeway, Suite 900 Dallas, Texas 75244	Phone: 214-492-2500 Website: http://www.idealimplant.com/
Mentor World Wide LLC 201 Mentor Drive Santa Barbara, CA 93111	Phone: 805-827-6000; 800-525-0245 Website: http://www.mentorwwllc.com/
Sientra, Inc. P.O. Box 1490 Santa Barbara, CA 93116-1490	Phone: 888-708-0808 Website: http://www.sientra.com

〈보형물 제조사 상호와 연락처〉

미국 FDA 승인 보형물은 Allergan과 Mentor 제품이라고 생각하면 됩니다. 이 책을 읽는 독자 중에 미국에서 수술계획을 하고 있는 독자라면 위 4가지 제품에 대한 선택권이 있다고 생각하면 됩니다. 다만, 이 회사에서 생산된 모든 제품이 허가를 받은 것은 아니고 모델마다 허가 사항도 다르니 꼼꼼히 살펴봐야 합니다.

:: 가슴 보형물의 선택 기준

현재 생산되는 보형물의 종류는 수백 가지 이상입니다. 이러한 상황에서 환자들은 어떤 기준으로 보형물을 선택해야 할까요? 원장의 판단에 전적으로 맡길 수도 있지만, 혹시 모를 불만족에 대해 환자

스스로도 보형물에 대한 지식이 있어야 합니다.

보형물은 껍질에 따라 텍스쳐, 스무스, 마이크로텍스쳐, 이렇게 나뉘고 모양에 따라 라운드와 물방울로 나뉘고 안에 들어가는 코히시브젤의 충전률과 강도에 따라 세 가지 정도로 또 나뉘며 보형물의 높이에 따라 low, moderate, high projection으로 나뉘게 됩니다. 각각의 가슴 상태에 따라 또 의사나 환자의 선호도에 따라 보형물을 선택할 수 있지만, 경우의 수가 너무나 많기 때문에 쉬운 문제가 아닙니다.

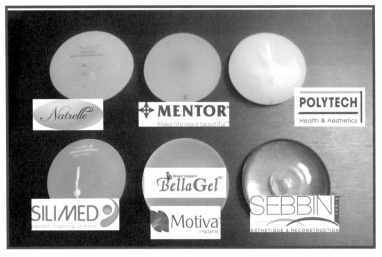

〈KFDA에서 승인받은 9가지 중 필자가 경험해본 보형물들〉

현재까지 저의 경험으로 판단해 보건대 처진 가슴에 효과가 좋다고 생각되는 보형물은 라운드, high projection, 코히시브젤, 마이크로텍스쳐 (Micro-texture) 보형물입니다.

마이크로 텍스쳐 보형물은 텍스쳐 보형물의 오돌토돌한 돌기를 좀 더 작게 처리한 것인데 스무스와 텍스쳐 보형물의 장점을 모두 가지

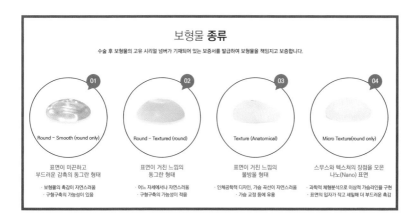

보형물 종류

수술 후 보형물의 고유 시리얼 넘버가 기재되어 있는 보증서를 발급하여 보형물을 책임지고 보증합니다.

01	02	03	04
Round - Smooth (round only)	Round - Textured (round)	Texture (Anatomical)	Micro Texture(round only)
표면이 미끈하고 부드러운 감촉의 동그란 형태	표면이 거친 느낌의 동그란 형태	표면이 거친 느낌의 물방울 형태	스무스와 텍스처의 장점을 모은 나노(Nano) 표면
· 보형물의 촉감이 자연스러움 · 구형구축의 가능성이 있음	· 어느 자세에서나 자연스러움 · 구형구축의 가능성이 적음	· 인체공학적 디자인, 가슴 곡선이 자연스러움 · 가슴 교정 등에 유용	· 과학적 체형분석으로 이상적 가슴라인을 구현 · 표면의 입자가 작고 세밀해 더 부드러운 촉감

고 있어서 촉감도 좋고 부작용도 적습니다. 현재 모티바 보형물과 벨라젤 보형물이 널리 사용되고 있으며 다른 회사들에서도 이와 비슷한 제품을 개발 중입니다. 회사마다 smooth fme 또는 silk surface 등 고유의 이름을 사용하며, 마이크로 텍스쳐 보다 작은 나노텍스쳐라 부르기도 합니다만 거의 스무스 보형물에 가깝다고 보시면 됩니다. 요즘은 보형물 회사에서도 적극적으로 고객에게 마케팅하고 있기 때문에 환자들도 병원 방문 전에 이미 보형물을 정해오는 경우가 있습니다. 적합한 보형물을 선택해 오기도 하지만 간혹 잘 맞지 않는 보형물을 고집하는 경우도 있습니다.

보형물을 선택할 때는 회사 광고를 보거나 다른 사람이 쓴 후기만을 보고 내가 쓸 보형물을 선택하기보다는 여러 보형물의 장단점을 객관적으로 정확히 파악하고 상담을 하면서 자신에게 가장 잘 맞는 보형물을 선택하는 것이 좋습니다.

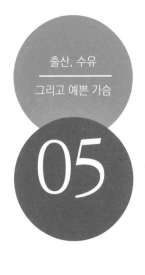

출산, 수유
그리고 예쁜 가슴

05 수술 말고
간단한 시술은
없을까요?

"수술보다 더 좋은 방법은 아직 없습니다"

수술을 두려워하거나 보형물에 대한 막연한 거부감을 가지신 분들
은 누구나 수술 이외 다른 방법을 고민했을 것입니다. 대체로 시도되
는 방법은 한방의원에서 침놓기, 가슴이 커지는 최면, 가슴 확대 마
사지, 크림 바르기 등등이지만 어느 하나 과학적으로 증명된 방법은
없습니다. 대부분 체중 증가에 따른 가슴 크기 변화 정도일 뿐이며,
심지어 불법으로 침술을 시행 받아 염증으로 가슴이 커지고 고생하
는 경우도 있습니다.

이처럼 다양한 방법이 존재한다는 것 자체가 제대로 된 하나가 없
다는 뜻입니다. 시술 초기에 부기 및 염증 반응으로 일시적으로 커지

는 경우에 비위생적으로 시술되어 감염된다면 그나마 있던 원래 가슴조직도 절제해내야 하는 경우도 있습니다.

저도 항상 상담하면서 수술 이외의 방법으로 A컵의 가슴을 B, C컵으로 만들 수 있으면 정말 좋겠다는 생각을 합니다만 아직까지는 보형물이 정답이라고 확신합니다. 단순 리프팅이라면 성형외과에서 시술되는 실리프팅으로 일시적 효과를 볼 수도 있겠지만 비용이나 노력 대비 효과 면에서 보면 가슴 확대 수술로 영구적인 효과를 얻는 게 당연히 이득입니다.

다행히 한국에는 많지 않지만, 재수술을 위해 중국에서 한국까지 와서 수술받는 사람들을 보면 가슴에서 여러 가지 물질이 나옵니다. 가장 대표적인 것이 어메이징 젤이고 노란색 가루 같은 물질이 나오는 경우도 있습니다. 그나마 이물질 제거가 쉬운 경우는 여러 번 씻어내고 보형물을 넣어주면 되는데, 이물질이 유방조직 사이사이에 스며든 경우는 유방조직을 함께 잘라내서 제거하는 수밖에 없습니다.

이런 경우는 가슴 확대 수술을 해도 예쁜 가슴 모양이 나오기 어렵습니다. 더 이상 쉽지만 비효과적인 방법에 흔들리지 마시고 이 책을 읽은 후 수술에 대한 정확한 이해를 바탕으로 보형물에 대한 편견을 버리고 용기를 내신다면 예쁜 가슴을 지니고 생활하는 만족스러운 삶이 더욱 빨리 올 것입니다.

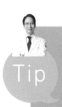

불법 가슴 성형의 현실태

한국소비자보호원에 의하면 2011년부터 2013년 8월 사이 접수된 의료분쟁 328건 중 성형수술은 71건으로 의료사고 중 가장 큰 비중을 차지했다. 접수된 의료사고 중의 대부분은 불법 시술을 받고 부작용이 일어난 사례들로 몇몇 사람들은 언론에 보도되는 수술 부작용 사례 중 불법 시술이 적지 않은 비율을 차지하는 것을 알면서도 저렴한 가격에 예뻐질 수 있다는 유혹을 쉽게 뿌리치지 못하고 있다.

대표적인 불법 시술 사례로는 허가받지 않은 이물질을 주입하는 경우인데, 불법 필러, 콜라겐, 액상 실리콘, 파라핀 등을 주입한 경우이다. 김기갑 원장(성형외과 전문의)은 "최근 중국인 환자 중에 가슴 성형 후 5년 정도가 지나 가슴 멍울이 만져지고 통증이 있어 내원한 경우가 있다. 이 환자는 가슴 수술에 승인된 보형물이 아닌 인공 물질 어메이징 젤을 사용하여 부작용이 일어난 것이었다"고 전했다.

어메이징 젤의 정식 명칭은 폴리아크릴라마이드 하이드로젤로 1980년대에 우크라이나에서 미용 목적으로 처음 만들어져 구소련 및 동유럽에서 널리 사용되어 오다가, 1997년 중국 식약청에 정식으로 승인된 후 얼굴 함몰 교정, 입술 성형 그리고 가슴 확대술을 위해 중국 전역에 걸쳐 널리 사용되었다. 그러나 어메이징 젤의 합병증에 대한 보고서의 숫자가 증가하여 안전성과 부작용에 대해 중국에서 논란이 많았고, 결국 2006년도에 중국 정부는 어메이징 젤의

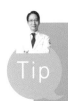

사용을 금지하였다.

하지만 아직까지 중국인 40만 명 이상이 어메이징 젤을 이용하여 성형을 받은 것으로 추정되고 있으며, 대표적인 어메이징 젤의 합병증으로 점차 단단해지는 가슴, 혹, 혈종, 감염, 가슴 통증 등이 있고 심한 경우에는 체내에서 분해되는 신경계통과 내분비계통에 악영향을 미쳐 암을 유발할 수도 있다.

김기갑 원장은 "불법시술을 받지 않는 것이 가장 좋은 방법이지만 이미 시술을 받았다면 합병증이 일어나기 전에 병원을 찾아 빠른 시일 내에 이물질 제거 수술을 받아야 한다. 또한 이물질 제거는 성형수술보다 더 어렵고 섬세한 손기술을 필요로 하기 때문에, 수술경험이 많은 숙련된 전문의에게 수술받는 것이 가장 좋다"고 당부했다.

김기갑 원장 〈신문사와의 인터뷰〉 중에서...

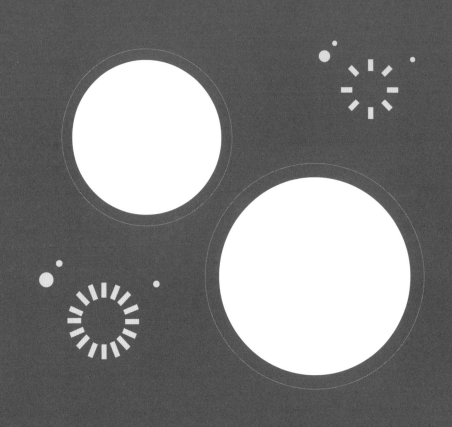

가 슴 수 술 결 심 후 하 는 고 민

가슴 성형 수술
어디서 어떻게 받을까?

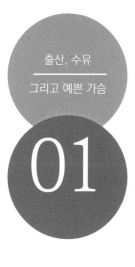

출산, 수유
그리고 예쁜 가슴

01 여러 가지 수술방법이 많은데 설명 부탁드려도 될까요?

"가슴 확대술, 처진 가슴 수술, 가슴 축소술, 유두 성형술"

내가 원하는 가슴의 사이즈, 크기와 형태 그리고 수술 방법을 정확히 알고 상담을 받아야 더 정확하고 효과적인 상담을 할 수 있습니다.

:: 가슴 확대술

미혼이든 기혼이든 가슴이 작다고 생각되면 가슴 확대술을 받으면 됩니다. 절개 부위로는 가슴 밑선절개 또는 겨드랑이 절개 두 가지가 흔히 사용되는데. 두 가지의 장단점에 대해서는 67페이지를 참고하시고 보형물의 종류는 48페이지를 참고하시면 됩니다. 이 정도의 사전 지식을 갖고 전문의와 상담하여 자신에게 알맞은 수술방법을 선택하면 됩니다. 보형물의 깊이는 대흉근이라는 근육 기준으로 나뉘는데 근육 밑 또는 근육 위(또는 근막 밑) 두 가지로 나뉘게 됩니다. 그리고 그 두 가지 방법의 그 중간 정도인 이중평면 법도 많이 사용되고 있습니다. 아래 그림을 보면 밑선부분의 보형물을 빨간 근육이 덮어주지 않고 노란 지방 및 유선조직만으로 덮여 있고 나머지 위쪽 부분은 근육으로 덮여 있기 때문에 이중평면이라고 부릅니다. 개인적으로 많이 사용하는 방법은 밑선절개를 통해 마이크로 텍스쳐 보형물을 근육 위(또는 근막 밑)에으로 넣는 방법입니다. 많이 처진 경우나 근육이 두꺼운 경우, 재수술의 경우에 선별적으로 근육 위(또는 근막 밑)에 넣는 방법을 사용하면 결과가 매우 좋기 때문입니다.

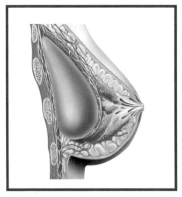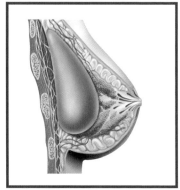

〈그림 왼쪽이 이중평면, 오른쪽이 근육 위(또는 근막밑) 평면〉

가슴 확대술은 다음과 같은 순서로 이루어집니다. 밑선이나 겨드랑이에 절개선을 정하고 디자인합니다. 절개 길이는 500cc 이하의 보형물이라면 3.5cm 내외이고 500cc 이상의 보형물이라면 4.0cm 정도의 길이가 필요합니다. 피부 절개 후에는 피하지방과 대흉근 사이를 박리해서 큰 보형물을 수납할 수 있는 피부 여유분을 확보합니다.

이후 상하좌우로 박리해서 보형물이 들어갈 공간 (가슴 방)을 만드는데 이 포켓을 어떻게 만드느냐가 수술 실력을 좌우한다고 할 수 있습니다. 일단 보형물이 들어갈 공간을 정확하게 박리해야 수술 후에 보형물이 움직이지 않고 제자리에 있으며 불필요한 박리를 하지 않아 출혈이나 통증이 최소화됩니다.

또한 이때 발생할 수 있는 출혈과 염증이 후에 구형 구축을 일으킬 수 있는 원인이라고 알려져 있으므로 만들어진 가슴 방을 포비돈 용액과 생리 식염수로 여러 번 깨끗하게 세척합니다.

출혈을 최소화하는 드라이 포켓(Dry pocket)을 만들고 염증이 생기지 않도록 보형물의 노터치(NO-touch)테크닉을 사용해서 보형물 삽입하면 제 경험상 구형 구축의 발생확률은 1%도 되지 않습니다.

마지막으로 상처 봉합을 하게 되는데 개인적인 차이가 있지만 제가 봉합하는 방법은 심장 수술용 실을 사용하여 가슴 밑선 고정을 단단히 하고 녹는 실을 사용하여 유선조직, 진피를 순서대로 봉합합니다. 의료용 본드를 사용하면 추후에 실밥을 제거할 필요도 없는 깔끔한 마무리가 됩니다.

피 주머니의 삽입 여부는 수술하시는 원장님 선호방식에 따라 달라집니다. 드라이 포켓을 확실히 만들고 출혈이 거의 없게 수술하시는 분들은 피 주머니를 삽입하지 않고, 약간의 출혈이나 액체도 모두 제거하고자 하는 경우는 좀 불편하더라도 피 주머니를 삽입할 수도 있습니다.

이후의 관리도 수술하시는 분에 따라 달라지는데 좀 더 확실한 위치 고정을 위해 수술 후 윗밴드와 보정브라를 1~2개월 정도 착용케 하는 경우도 있지만, 개인적으로는 수술 중에 가슴 방을 정확하게 만들고 환자분들이 불편해하시므로 윗밴드와 보정브라는 1주일 정도 짧게 착용케 하는 방식을 선호합니다. 보정브라가 굉장히 답답하고 불편해 수술할 때 좀 더 신경 써서 하고, 보정브라를 착용하지 않는 것이 환자분들이 훨씬 편하게 느낀다고 생각하기 때문입니다.

: : 처진 가슴 수술

처진 가슴은 대부분 두 가지 중 하나입니다. 75페이지의 셀프 테스트를 해보고 유두의 위치가 높은 경우는 보형물로 앞장에서 설명한 가슴 확대술을 시행하면 간단히 해결됩니다.

두 번째는 셀프 테스트 결과 유두의 위치가 낮은 경우입니다. 보형물 삽입과 하수교정술을 동시에 시행해 해결해 줄 수 있습니다. 이 경우 하수교정술은 유두가 처진 정도에 따라 유륜절개나 수직절개로 진행되는 경우가 대부분입니다. 유륜의 직경은 가슴의 크기와 유두의 크기에 따라 상대적으로 봐야 하나 대부분 35~40mm 정도면 적당하다고 생각합니다. 출산 수유 후 가슴이 처지면서 유륜의 직경이 60~70mm까지 늘어나게 되는데 하수교정술을 시행하면서 유륜의 크기도 같이 축소해 줄 수 있습니다. 처진 가슴 수술법은 대부분 가슴 확대술만으로 해결하기 때문에 수술방법이 크게 다르지 않으므로 가슴이 리프팅 되는 원리만 간단히 설명해 드리겠습니다.

저는 항상 바람 빠진 풍선에 비유합니다. 바람 빠진 풍선을 입에 물고 있으면 풍선은 자연스럽게 아래쪽으로 처지면서 늘어집니다. 이때 바람을 탱탱하게 불어넣으면 늘어진 풍선은 점점 리프팅이 되면서 입술과 같은 높이까지 올라오게 됩니다.

〈가슴이 리프팅 되는 원리〉

이게 바로 보형물로 볼륨을 채워주면 처진 가슴이 리프팅이 되는 원리입니다. 또 한 가지 처진 가슴 성형술의 다른 점은 심하게 처진 가슴의 경우 이중평면 법으로 보형물을 삽입하는 것이 아니라 근육 위(또는 근막 밑)쪽에 삽입하는 것이 리프팅 효과가 좋을 때도 있다는 것입니다.

10명 중 1명 정도 꼴로 상담 중에 제가 먼저 이중평면 법으로 보형물을 넣는게 좋겠다고 말씀드리는 경우가 있습니다. 피부과 굉장히 얇은 경우에는 보형물 일부를 대흉근 아래로 넣는 것이 좋은 선택이 될 수 있기 때문입니다.

마지막으로 가장 어려운 경우는 너무 많이 처져서 보형물을 넣은 후에 남는 피부를 잘라내야 하는 경우입니다. 이런 경우는 수직 절개를 통해 일단 원하는 크기의 보형물을 삽입하고 그다음 임시봉합을 통해 남는 피부를 정확히 재단하고 잘라내어야 예쁜 가슴 모양을 만들 수 있습니다. 하지만 수직 절개의 상처가 남게 되므로 되도록이면 좀 더 큰 보형물을 선택하여 남는 피부를 최소화하는 방법으로 수술하는 것을 권하고 있습니다.

: : 가슴 축소술

가슴 축소술을 원하는 환자는 대개 두 가지 증상을 호소하는 경우입니다. 한 가지는 목, 등, 어깨 등의 통증이고 다른 한 가지는 가슴밑 접히는 부분이 짓무르면서 심하게는 곰팡이균도 자라게 되는 증상입니다. 임신, 출산, 수유 여부와 관계없이 결혼 전부터 D컵 이상의 가슴을 가지고 있었다면 이러한 목, 어깨 통증이나 피부 짓무름으로 고생했을 가능성이 큽니다. 이 경우는 B~C 컵 정도로 축소 수술을 진행하면 삶의 질이 훨씬 높아질 수 있습니다.

가슴 축소술에는 흉터의 모양에 따라 유륜 절개, 수직 절개, 역T 절개로 나눌 수 있습니다. 증상의 치료라는 관점에서 본다면 가장 많은 양을 줄일 수 있고 남는 피부도 가장 많이 줄일 수 있는 역T절개를 적용하는 것이 가장 효과적입니다. 역T 절개는 영어 T자를 거꾸로 세운 모양의 흉터를 남기는데 유륜주변의 흉터까지 같이 보면 한글의 '오' 모양과 같습니다.

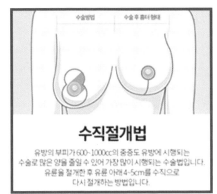

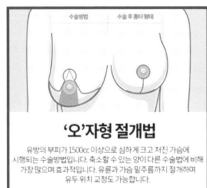

<수직절개법과 '오'자형절개법>

'ㅗ' 모양 중 세로 모양 'ㅣ'는 아래 그림의 B 부분은 잘라내기 위한 가로 방향의 축소 후에 생기는 흉터이고 가로 모양 'ㅡ'는 A 부분을 잘라내기 위한 세로 방향 축소 후에 생기는 흉터입니다. 그림의 C 부분은 유륜 축소를 위해 잘라내는 부분입니다.

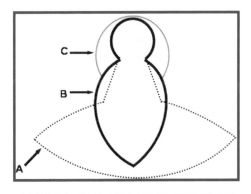

가슴축소 또는 거상수술에서 사용되는 절개법의 원리
A: 세로방향의 남는 피부를 잘라내기 위한 가로절개
B: 가로방향의 남는 피부를 잘라내기 위한 세로절개
C: 유륜축소를 위해 수반되는 원형절개

제 경험상 수술 전 D~E 컵 정도라면 수직 절개로 해결 가능하며 F컵 이상이라면 '역T' 절개로 해결하는 것이 효과적입니다. '역T' 절개는 가로 방향의 축소와 세로 방향의 축소를 모두 효과적으로 시행할 수 있는 방법이라서 가슴 축소술의 목적인 증상개선을 위해서는 가장 적합한 수술방법이고 만족도도 높습니다.

: : 유두 성형술

유두 성형술을 크게 함몰 유두와 유두 축소술이 있는데 두 가지 술법의 대상이 다릅니다. 함몰 유두는 출산 전의 여성이 미용 목적이나 수유를 용이하게 할 목적으로 시행하고, 유두 축소술은 반대로 출산 수유 후의 늘어지고 커진 유두를 작고 예쁜 모양으로 되돌리는 목적으로 시행합니다.

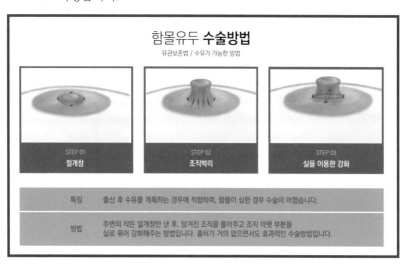

함몰 유두인 경우 약간의 자극으로 다시 튀어나오는 경우는 모유 수유 가능성이 있고 가슴 확대술만으로도 교정되는 경우가 있습니다. 자극에 튀어나오지 않는 경우에도 유관보존을 하는 방식으로 교정하면 수술 후에도 모유 수유 가능성이 있습니다. 따라서 함몰유두 성형술은 수유를 염두에 두고 최대한 유관을 보존하는 방식으로 진행하는 것이 바람직합니다. 최소절개를 통해 아래쪽으로 잡아당기고 있는 조직들을 풀어주고 쌈지 봉합을 통해 조직을 받쳐 주어 재발을 막는다면 유관을 손상시키지 않고도 수유에 도움이 되는 유두를 만들어 줄 수 있습니다.

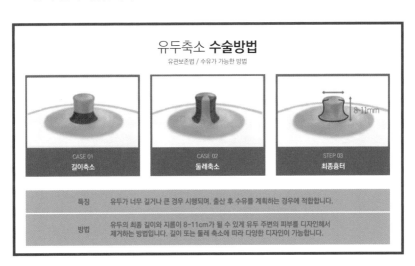

　수유 후 길게 늘어진 유두를 축소하는 경우는 도너츠 모양으로 잘라내어서 높이를 줄이고, 넓게 퍼진 경우는 케일 모양으로 잘라내어서 직경을 줄일 수 있습니다. 수술 후에 출산해도 다음 아기에게 모유 수유가 가능한 방법입니다. 유두는 매우 예민한 부분이라서 수술이 아프지 않을까 걱정하는 경우를 자주 접하는데 정확히 자르고 정확히 봉합하면 그 어느 수술보다 아프지 않은 게 유두 수술이니 겁먹지 않아도 됩니다. 이전 페이지의 그림처럼 유두 축소술은 현재 가슴과 유륜 크기에 어울리는 유두 사이즈를 정한 후 그만큼을 남겨두고 나머지 부분을 잘라내게 됩니다. 이때도 역시 유관은 최대한 보존하고 피부만 잘라내어 감각과 수유 기능은 거의 손상되지 않는 방법으로 시행하고 있습니다.

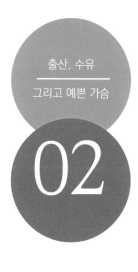

02 겨드랑이 절개와 유륜 절개, 가슴 밑선 절개의 장단점은 무엇인가요?

"가슴 성형 절개방법에 따라 회복도 많이 다른가요?"

절개방법에 대해서도 고민을 많이 하시는 편입니다. 예전에는 4가지 절개방법이 있었습니다. 겨드랑이, 가슴 밑선, 유륜, 배꼽 절개입니다. 먼저 배꼽 절개는 과거에 실리콘 보형물이 허가되지 않았을 때 식염수 보형물을 넣는데 사용되는 방법으로 실리콘 보형물이 보편화된 이제는 거의 사용되지 않습니다. 유륜 절개는 구형 구축의 가능성이 높기 때문에 저는 이 방법은 선호하지 않습니다. 첫 수술을 유륜 절개로 받았던 환자가 저한테 와서 재수술을 원할 때에만 제한적으로 시행하고 있습니다.

그럼 남는 것은 겨드랑이 절개와 가슴 밑선 절개입니다. 저는 이

두 가지 방법을 주로 사용하기에 두 가지의 장단점을 간단히 설명드리겠습니다.

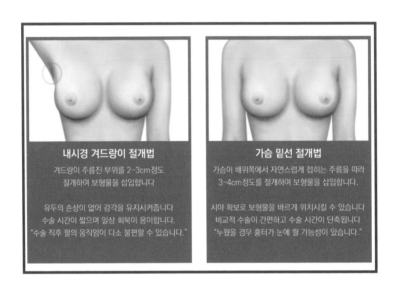

내시경 겨드랑이 절개법	가슴 밑선 절개법
겨드랑이 주름진 부위를 2-3cm정도 절개하여 보형물을 삽입합니다	가슴이 배위쪽에서 자연스럽게 접히는 주름을 따라 3-4cm정도를 절개하여 보형물을 삽입합니다.
유두의 손상이 없어 감각을 유지시켜줍니다 수술 시간이 짧으며 일상 회복이 용이합니다. "수술 직후 팔의 움직임이 다소 불편할 수 있습니다."	시야 확보로 보형물을 바르게 위치시킬 수 있습니다 비교적 수술이 간편하고 수술 시간이 단축됩니다 "누웠을 경우 흉터가 눈에 띌 가능성이 있습니다."

: : 겨드랑이 절개의 장단점

겨드랑이 절개의 가장 큰 장점은 당연히 가슴에는 흉이 남지 않는다는 것입니다. 가슴 수술을 했는데 가슴에 흉이 남지 않는다면 굉장히 이상적으로 생각될 수 있지만, 단점은 내시경을 사용한다 해도 가슴까지 먼 거리를 가야 하며 불필요한 박리를 해야 하는 부분이 늘어나므로 그로 인해 부작용 가능성이 증가하고 회복 기간이 길어진다는 점입니다. 또한 다른 사람에게 겨드랑이를 보여줄 가능성이 가슴을 보여줄 가능성보다 높습니다. 여름철 머리를 묶는 동작이나 수영장, 지하철, 버스 등에서 겨드랑이 흉터가 신경 쓰일 수도 있습니다.

:: 가슴 밑선 절개의 장단점

가슴 밑선 절개의 장점은 반대로 회복이 빠르고 그늘진 밑선에 흉이 위치하게 되어 들춰보지 않는 이상 보이지 않고 여름철 수영장이나 지하철, 버스에서 신경 쓰이지 않는다는 것입니다. 단점은 가슴 밑에 흉이 있기 때문에 아직 배우자가 정해지지 않은 미혼 여성의 경우는 신경이 쓰일 수밖에 없다는 것입니다. 그래서 저는 출산 후 가슴 성형을 할 때 90%이상 밑선 절개를 추천합니다. 남편분과 상의를 마친 후 수술을 결정한 상황이라면 가장 회복이 빠르기 때문에 집안일, 육아로 복귀하기 쉽고 처진 가슴 교정이 기술적으로 용이하기 때문입니다.

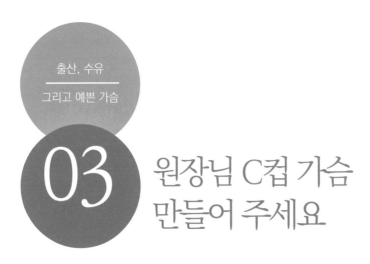

출산, 수유
그리고 예쁜 가슴

03 원장님 C컵 가슴 만들어 주세요

"C컵은 브래지어 사이즈이지 가슴사이즈가 아닙니다"

"원하시는 사이즈는 어느 정도인가요?"
"C컵이요."
"C컵이 어느 정도인지 아시나요?"
"몰라요. 그래도 C컵 만들어 주세요."

　진료실에 상담을 받으러 와서 열 명 중 여덟아홉은 위와 같은 희망 사항을 말합니다. 한국 여성들의 영원한 로망이라고 할 수 있을 정도로 C컵은 정말 강력한 의미를 지닙니다. 심지어는 수술 후에 사이즈가 정말 마음에 든다며 연신 고맙다는 인사를 하고 간 환자가 며칠 후 돌아와서 "원장님 브라 사러 갔는데 저보고 B컵 입으라는데요? 더 크게 재수술해주세요!" 라는 경우도 있었습니다.

C컵이 어느 정도인지 알려면 먼저 컵 사이즈라는 것이 브래지어 생산회사에서 치수를 표준화하는 과정에서 생겨났다는 사실을 이해 해야 합니다. 즉, C컵은 가슴 크기를 나타내는 신체 사이즈 표현이 아니라 브래지어 사이즈를 나타내는 말이라는 것입니다.

브래지어 사이즈는 보통 밴드 사이즈와 컵 사이즈로 이루어집니 다. 밴드 사이즈라는 것은 가슴 밑선 위치에서 흉곽의 둘레의 길이를 나타내는 것입니다. 컵 사이즈는 유두 위치에서 둘레의 길이를 잰 다 음 밴드 사이즈와의 차이를 구해서 알 수 있습니다.

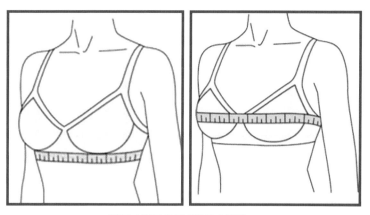

〈밴드 사이즈와 컵사이즈 측정법〉

브래지어 회사마다 기준이 좀 다르지만, 일반적으로 15cm 차이가 나면 C컵이라고 합니다. 3cm 차이를 주어서 18cm이면 D컵, 12cm 이면 B컵, 9cm이면 A컵으로 보셔도 됩니다. 집에 줄자가 있다면 지 금 당장 일어나서 두 가지 둘레의 길이를 재어 봅시다. 차이가 9cm

넘으셨나요? 저에게 상담 오시는 분들은 대부분 9cm가 안 되시는 분들입니다. A컵을 착용하여도 위쪽이 뜨는 경우입니다.

75C 브래지어라면 밑선 높이에서의 둘레의 길이가 75cm이고 유두 높이에서 둘레의 길이가 90cm 되는 브래지어입니다. 80B 브래지어라면 밑선 높이에서의 둘레의 길이가 80cm이고 유두 높이에서 둘레의 길이가 92cm 되는 브래지어입니다. B컵인데도 오히려 75C 브래지어보다 유두 높이에서의 길이가 2cm 더 깁니다. 이처럼 컵 사이즈는 자신의 몸통 사이즈에 비해 상대적으로 가슴이 얼마나 큰지 얘기해주는 개념입니다. 밑선에서의 둘레가 85cm인 사람이 C컵을 만들어 달라고 하면 유두에서의 둘레를 100cm까지 만들어야 하는데 좀 부담스러운 가슴이 될 가능성이 큽니다. 이러한 측정을 저와 상담하면서 외부 보형물을 넣어보고 시뮬레이션하며 실제 수술 후의 모양 및 크기를 미리 느껴볼 수 있습니다.

또 한 가지 말씀드리고 싶은 것은 컵 사이즈는 브라 브랜드에 따라 달라진다는 것입니다. 한국이나 일본브랜드로서 편하게 입을 수 있는 U사 브래지어의 경우와 글래머러스한 느낌으로 유명한 미국의 V사 컵 사이즈와는 느낌이 다를 것입니다. 흔히 말하는 55, 66 사이즈 느낌이 브랜드마다 다른 것과 같은 원리로 생각하시면 됩니다.

게다가 개인적인 선호도에 따라 착용하는 브라 사이즈도 다를 수 있습니다. 완전히 똑같은 크기의 가슴을 가진 두 사람이 있다고 가정했을 때 헐렁하고 느슨한 브라를 선호한다면 C컵을 입을 것이고 타이트하게 조여주는 느낌을 선호하는 사람이라면 B컵을 입을 것입니다. 게다가 가슴 크기는 생리 주기에 따라 변할 수 있고 체중 변화에 따라 변합니다. 다시 한번 말씀드리지만, C컵은 착용하는 브래지어 사이즈를 말하는 것이지 가슴 크기를 말하는 표현은 아닙니다.

그러므로 "원장님, C컵 가슴을 만들어 주세요"라는 표현은 여러 가지 오류를 포함하고 있는 말이지만, 실제 진료 현장에서는 "원장님 제 몸에 적당히 잘 맞는 예쁜 가슴으로 만들어주세요."라는 말로 이해하고 있습니다.

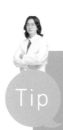
이상적인 가슴 사이즈

가슴 확대 수술을 고려하시는 환자분들 중이 가장 많이 고민하시는 부분이 어떤 점일까요? 어떤 보형물을 선택할지, 어떤 절개법을 선택할지도 많이 고민하시지만 역시 수술 직전까지도고민하시는 부분은 바로 어떤 사이즈로 수술을 받을 지에 대한 것입니다.

성형외과 의사로서 사이즈 선택시에 고려하는 요소는 상당히 많습니다. 먼저 기존 가슴 사이즈와 조직의 특성을 고려하고, 저 같은 경우에는 어깨 넓이, 가슴 둘레, 허리 둘레, 골반 둘레를 측정하여 전체적인 바디 라인을 고려하기도 합니다. 가장 보편적인 방식으로는 가슴방이라고도 불리는 흉곽의 크기를 측정하여, 이에 따라 적절한 보형물의 사이즈 범위를 정하게 되는데, 이 때 원장님들마다 생각이 각각 달라지게 되어 상담을 여러군데다니시는 분들이 혼란스러워 하기도 합니다.

가령 처음 갔던 병원에서는 350cc까지 가능하다고 상담을 받았는데, 그 다음 병원에서는 275cc가 최대치라고 들어서 저에게 어떤 의견이 맞는 의견이냐고물어보시는 경우가 이에 해당할 것입니다. 저는 이 경우 두 의견 모두 맞는 말씀이라고 대답합니다. 원장님들마다 환자분의 조직을 평가하는 본인만의 노하우가 계실 것이고, 조

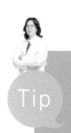

직이 견딜 수 있는 한계치에대한 의견도 다를 수가 있기 때문입니다. 먼저 사이즈를 정하기에 앞서 환자분에게 적절한 사이즈를 말씀드리는 일반적인 기준으로 설명을 드린다면, 가장 중요한 요소 두가지는 흉곽의 사이즈와 기존 유방조직의 특성입니다.

흉곽 사이즈에 비해 너무 큰 보형물이 좋지 않다는건 누구나 쉽게 생각할 수 있지만, 너무 작은 보형물 또한 좋지 않다는 사실은 간과되기 쉽습니다. 흉곽에 비해 작은 보형물이 들어가면 가슴이 너무 벌어져보여 부자연스러울 수 있어서 아름다운 가슴을 만들기 위해서는 최소한의 어느정도 흉곽의 폭에 맞는 보형물이 필요합니다. 다음으로는 기존 유방 조직의 특성입니다.

기존 유방 조직의 두께와 탄성 또한 매우 중요한 요소고, 이를 제대로 평가하기 위해서는 어느 정도의 수술 경험이필요해서 초심자가 어려워하는 부분이기도 합니다. 간단하게 말씀드리면 그 사이즈의 보형물이 들어가서 유방 조직이 확장이 될때, 기존의 조직이 이를 견딜 수 있는지를 평가한다고 생각하시면 되겠습니다. 예를 들어 흉곽의 크기가 크고 기존 유방 조직이 타이트하고 잘 늘어나지 않는 경우에, 흉곽의 크기가 크다고 무작정 큰 보형물을 선택하게 되면 조직이 충분

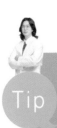

히 늘어나지 못해 이상적인 모양이 되지 않거나, 견뎌낼 수 있는 범위 이상으로 조직이 늘어나며 탄성을 잃게 되어 피부가 트거나 처지는 등의 부작용이 발생할 수 있습니다.

따라서 이 모든 요소를 고려하여 환자분께 적절한 사이즈 범위를 추천드린후 상담을 진행하게 됩니다. 이 단계 이후로는 환자의 취향이 반영됩니다. 몇년 전에만 해도 집도의의취향에 맞춰서 가장 좋은 사이즈를 추천해드렸다면, 최근에는 많은 여성분들이 본인만의 이상적인 바디 이미지를 확고하게 가지고 계신 편이라 저는 그 취향을 존중하여 환자분의 취향에 맞춰서 선택을 도와드리고 있습니다.

본인만의 취향이 확실해지는 시대에 적절한 방법이라고 생각하고, 최대한 환자분의 의견을 들어드리되 옆에서 조언을 드리면서 저와 환자분의 의견을 하나로 맞춰가는 방식으로 진행합니다. 예를 들어 예전에는 어깨가 넓은 여성분들은 큰 사이즈의 보형물을 넣게 되면 몸이 너무 부해보인다는 식으로 다소 작은 사이즈의 보형물을 선택하셨다면, 요즘은 오히려 큰 사이즈의 보형물을 넣어야 어깨가 상대적으로 좁아보인다는 말씀들을 많이 하십니다.

그리고 키가 작으신 분들도, 예전에는작은 사이즈로 하는게 어울린다고 생각을 하셨던 경향이 최근에는 키에

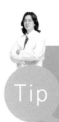

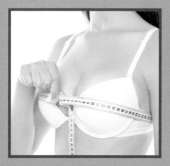

관계없이 사이즈를 선택하는 추세로 바뀌었죠. "사이즈에 정답은 없다. 환자분이 원하시는 사이즈가 정답이다. 하지만 좋지못한 사이즈는 있다." 현재 제가 가지고 있는 결론입니다.

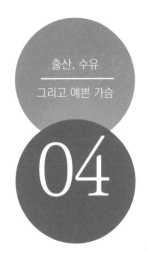

04 5분 안에 끝내는 처진 가슴 셀프 테스트

"스스로 테스트해보고 결정하는 처진 가슴 테스트"

작은 가슴의 기준은 무엇일까요? 스스로 자기 가슴이 작다고 생각되면 작은 가슴입니다. 성형은 자기만족이라고들 하는 이유가 바로 이것입니다. 실제로 10년 전만 해도 A컵이 채 되지 않는 환자들이 와서 B컵 정도로 수술하는 경우가 많았다고 하면 요즘은 꽉 찬 B컵인 환자가 와서 C, D컵을 만들어 달라고 하는 경우도 흔합니다. 10년 전만 해도 B컵이면 작지 않은 가슴이었는데 요즘은 B컵도 작다고 느끼는 사람도 많다는 뜻입니다. 처진 가슴도 비슷하게 생각하면 됩니다. 주변에서 처졌다고 말하는 것과 관계없이 자기 가슴이 처졌다고 생각되면 처진 가슴이 되는 것입니다.

다만 그 각자의 기준이 객관적으로는 어느 정도이고 어떤 방법으로 해결할지에 대해서는 제가 준비한 아래의 셀프 테스트가 도움이 될 것입니다.

: : 가슴 처짐 셀프 테스트

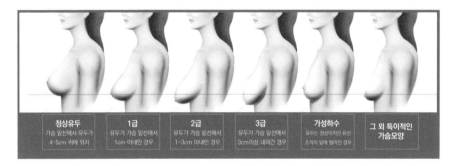

정상유두	1급	2급	3급	가성하수	그 외 특이적인 가슴모양
가슴 밑선에서 유두가 4~5cm 위에 위치	유두가 가슴 밑선에서 1cm 이내인 경우	유두가 가슴 밑선에서 1~3cm 이내인 경우	유두가 가슴 밑선에서 3cm이상 내려간 경우	유두는 정상이지만 유선 조직이 밑에 떨어진 경우	

위 그림은 유두의 위치로 가슴거상술을 해야 하는지에 대해 알아볼 때 도움이 됩니다. 그림을 옆에서 보았을 때 밑선의 높이와 유두의 높이 차이가 중요합니다. 자기 가슴의 밑선에 손가락을 넣어보고 유두의 위치가 손가락 끝보다 높이 있다면 왼쪽 첫 번째의 가슴에 해당되며 이 경우 보형물만 삽입하여 위 볼륨을 채워 주면 예쁜 가슴을 만들어 줄 수 있습니다. 밑선이 아예 없는, 흔히 말하는 절벽 가슴도 이에 해당된다고 보면 됩니다. 반대로 유두의 위치가 더 낮다면 2급, 3급 또는 오른쪽 마지막 모양에 해당되며 이 경우는 보형물 삽입과 함께 유방 하수교정술(가슴 거상술)도 동시에 시행하여 유두 위치를 끌어올려 줘야 좋은 결과가 나올 것입니다.

유두의 위치와 밑선의 위치가 거의 비슷한 1급 또는 가성 하수 모양이 애매한 경우가 됩니다. 수술자에 따라 유방 하수교정술(가슴 거상술)을 시행하기도 하지만 유륜 주변에 흉을 남기므로 개인적으로는 선호하지 않고 보형물을 최대한 활용해서 처진 가슴을 끌어올릴 수 있습니다. 가슴 거상술을 시행해야 한다고 예상한 후 저에게 방문 상담 왔지만, 진찰 후 그 정도는 아니라고 판단되어 보형물만 넣는 방법으로 예쁘게 끌어올려 만족하는 환자들도 많이 있습니다. 또한 성형수술을 받을 정도의 상태인가에 대해서는 다음의 체크리스트를 참고해 보면 좋을거 같습니다. 제가 준비한 셀프 테스트를 통해서 남이 아닌 스스로 판단하고 필요성을 느껴 수술 진행 여부를 판단해 보는 것이 가장 중요합니다.

Tip

〈가슴 성형의 필요성 체크리스트〉

☐ 포털사이트에 '가슴 성형' 관련된 단어를 검색해 본 적이 있다.

☐ 주변에 가슴 성형 한 사람을 보고 부러워한 적이 있다.

☐ 목욕탕, 마사지샵, 잠자리 등에서 자신의 가슴이 부끄럽다.

☐ 수영장에서 비키니 입기가 꺼려진다.

☐ 브라에 패드를 넣으면서 지긋지긋 하다고 생각해본 적이 있다.

☐ 젊었을 때 비해 가슴이 망가졌다고 생각해본 적이 있다.

☐ '모유 수유 하지 말걸, 괜히 했네'라고 생각해본 적이 있다.

☐ 짝 가슴이 심해 교정하고 싶다는 생각을 한 적이 있다.

☐ 주변에서 가슴 성형을 고려해 보라는 권유를 받은 적이 있다.

☐ 외모에 대한 자신감이 많이 떨어져서 뭔가 변화를 원한다.

0 ~ 3 : 자기 가슴에 대해 어느 정도 자신감이 있습니다.

　　　　예쁘게 유지하세요.

4 ~ 7 : 경우에 따라 가슴 성형으로 큰 효과를 볼 수 있습니다.

　　　　상담받아보셔도 좋습니다.

8 ~ 10 : 가슴 성형이 삶을 바꿔 줄 수도 있습니다.

　　　　적극적으로 고려해보세요

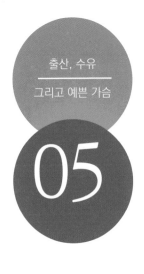

05 가슴 성형 하기 전 스스로에게 묻는 질문 세 가지

"가슴 성형은 처음이라 궁금한 게 많아요"

가슴 성형은 여성으로서의 이미지에 큰 변화를 주는 수술이며, 대부분 평생 한 번 하는 중요한 수술입니다. 그렇기 때문에 굉장히 신중하게 접근해야 합니다. 수술 전에 자기 스스로 다음 세 가지에 대한 확신이 있다면 수술을 받아도 좋습니다.

첫 번째로 가슴 수술에 대해 정확히 이해하고 있는가에 대해 생각해 보아야 합니다. 수술의 효과, 부작용 및 보형물의 종류 등을 인터넷 정보가 아닌 수술하는 의사에게 직접 충분한 설명을 듣고 이해하고 있어야 합니다.

두 번째로는 수술로서 얻고자 하는 효과가 무엇인지에 대해 정확히 인식하고 있어야 합니다. 여성으로서의 자존감을 얻기 위해서 수술하시는 분도 있고 단순히 비대칭 교정을 위해 하는 경우도 있고 성적인 매력을 위해 수술하시는 분도 있습니다. 하지만 막연하게 산후 우울증 때문에 뭐라도 하고 싶어서 한다든가 남편이 시켜서 한다든가 하는 이유로 수술하게 된다면 수술 후 더 안 좋은 상황을 맞이할 수도 있으므로 수술의 목적에 대해 다시 한번 생각해 봐야 합니다.

마지막으로 수술의 한계가 있음을 이해하고 인정하는가에 대해 생각해 보아야 합니다. 코를 높이는 수술처럼 실리콘 보형물이 몸 안으로 들어가는 수술이기 때문에 이에 따른 부작용들이 있을 수 있습니다. 사람이 하는 수술이기 때문에 통증을 비롯해 감염이나 신경 손상 등의 가능성이 있습니다. 만약 이런 문제들이 발생했을 때 당황하지 않고 같이 해결해 나가려면 수술 전에 이에 대한 정확한 이해가 되어 있어야만 합니다.

:: 성형외과를 고를 때 기준이 따로 있을까요?

가슴 성형은 '성형'수술이기 때문에 '성형'외과 전문의에게 받는 것이 좋다고 생각합니다. 암 수술을 받으려면 동네 내과가 아닌 대학 병원 외과를 찾아가듯이, 자신의 소중한 가슴은 꼭 전문 수련을 받은 의사에게 맡기는 게 좋다고 생각합니다. 성형외과 전문의는 4년간의 성형외과 수련의 과정을 거치게 됩니다. 가슴 확대술을 비롯해 축소술 및 유방암 재건술 등의 수련을 거치면서 가슴의 혈관분포, 신경분포에 대한 지식 및 경험이 풍부한 상태입니다.

예를 들어, 고3 아들에게 수학 과외를 시킨다고 해보죠. 수학을 전공하지 않은 선생님보다는 서울대학교 수학과나 수학교육과를 전공한 선생님과 함께 하는 게 더 신뢰가 가지 않을까요? 가슴 성형도 똑같습니다. 자신의 소중한 가슴은 꼭 전문 수련을 받은 의사에게 맡기는 게 좋습니다. 수술 결과야 비슷하게 흉내 낼 수도 있을지 모르지만, 전문 수련의의 경우가 수술 중 부작용이나 위급한 상황에 대한 대처가 정확하고 빠르기 때문입니다.

두 번째로는 가슴 성형수술 경험이 풍부한 의사에게 수술을 받는 것이 좋습니다. 눈 성형, 코 성형도 마찬가지지만 해당 부위에 대한 수술 경험이 풍부할수록 수술 후 만족스러운 결과를 만들어낼 가능성이 높습니다. 저 또한 가슴 수술을 계속하고 있지만 십 년 정도 지나고 다양한 케이스를 경험했을 때 비로소 어느 정도 가슴 수술이란 무엇이다라는 감을 잡았습니다. 환자로서 의사경력을 정확히 파악하기는 쉽지 않겠지만 인터넷 검색 또는 상담을 해보면 경험과 연륜이 묻어 나오는 분이 있습니다.

이때 도움이 되는 것은 단순히 병원에서 올리는 후기를 보는 것이 아니라 의사가 직접 환자들과 소통하려 하고 직접적인 온/오프라인 통로가 있는지 확인하는 것입니다. 그렇기에 화려한 광고보다는 환자와 소통을 중요시하는 의사나 병원을 선택하시는 것이 중요합니다.

마지막으로 사후관리가 잘되고 있는 병원을 선택하셔야 합니다. 가슴 수술은 한 번 하면 보형물을 가지고 평생 살아가야 하기 때문에 수술 직후부터 자리 잡기까지의 부기 관리나 흉터 관리뿐만 아니라 향후 발생할 수 있는 유방 건강에 대해서도 충분히 조언받고 관계를 유지해 나갈 수 있는 병원이 좋습니다. 그렇기에 해당 병원이 생겨나서 또는 해당 원장이 가슴 수술을 시작하고 나서 얼마나 안정이 되었고 그동안 많은 환자가 이곳을 지나갔는지 검색해보고 이를 검토해보는 것을 추천해드리는 것입니다.

저의 경우는 2년 이상 맘카페를 통해서 다양한 가슴 상담을 해드리고 있습니다. 그동안 꾸준히 상담하다 보니 한가지 공통점을 발견했습니다. 비슷한 질문을 굉장히 많이 한다는 것입니다. 왜 그럴까요? 그 이유는 바로 신뢰 때문이었습니다. 수많은 광고의 홍수 속에서 정보가 넘쳐나도 신뢰를 갖지 못하니 알고 있는 것도 질문을 또 하고 또 하면서 신뢰할 수 있는 의사를 찾고 있다는 뜻입니다.

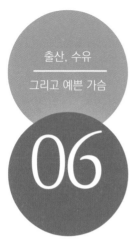

06 대형성형외과
vs
개인성형외과

"몸뿐만 아니라 마음도 고치는 의사를 만나야 합니다"

이 두 가지를 놓고 고민하시는 분들도 꽤 많은 것으로 알고 있습니다만 사실 제일 중요한 것은 수술하는 집도 원장입니다. 그다음이 어느 성형외과를 선택할 것이냐인데 대형성형외과와 일반성형외과 둘 다 장단점을 가지고 있다고 할 수 있습니다.

대형성형외과는 체계적이고 좋은 장비와 양질의 서비스를 받을 수 있습니다. 반면에 개인성형외과는 원장의 세심한 진료 및 직원들과의 친밀감으로 꼼꼼한 케어가 가능합니다. 결정하기 전에 중요한 것은 믿고 맡길 만한 병원인지와 진심으로 상담에 임하고 진료하는 원장인지 심사숙고한 후에 판단하는 과정이 꼭 필요합니다. 어느 업종이든 비양심적이고 무책임한 사람들이 존재할 수도 있기 때문입니다. 물론 의료업이라는 특성상 절대 그런 일이 있어서는 안 되겠지만 가끔 들리는 뉴스들에 의해 판단해 보건대 양심적이고 책임감 있는 원장만 존재하지는 않는 듯합니다.

: : 성형외과 의사는 외모뿐 아니라 마음의 병도 고쳐야 한다

대형병원이든 개인병원이든 성형외과 의사는 외모뿐만 아니라 마음의 병도 고치는 사람이어야 합니다. 의사는 환자가 받는 스트레스가 어떤 것인지 알아야 합니다. 가슴만 커지면 과연 이 환자의 문제가 해결될 것인지를 인간적인 관점에서 접근해야 합니다.

또한 하루에 무리 없는 수술 스케줄을 잡아 인간적인 관심 속에서 수술이 진행된다면 환자의 수술 후 만족도도 훨씬 높아질 수밖에 없습니다. 다만 대부분의 의사는 시간이 한정적이고 제한된 시간에 환자의 심리를 모두 이해할 수는 없으므로 상담실장이라는 매개인의 도움이 필요할 때도 있습니다.

현재의 상담은 일반적으로 처음 방문하면 1차로 실장님이 먼저 이야기를 나누고, 선호하는 크기, 키, 몸무게 등의 정보를 원장에게 전달해 줍니다. 그 후 원장이 2차로 진찰 및 의학적인 상담을 하면서 수술방법이나 부작용 등에 대해 설명을 합니다. 원장상담이 끝나면 다시 실장님과 만나 가격이나 스케줄 등에 대해 마지막으로 이야기를 합니다.

저는 이런 과정 속에서 원장, 환자, 실장 3명이 함께 처음부터 끝까

지 상담하면 더 좋은 수술만족도가 나올 것으로 생각됩니다. 즉, 처음부터 끝까지 상담실장, 원장, 환자가 같은 입장에서 선호하는 크기 수술방법 그리고 수술합병증까지 알려주면서 환자에게 가장 잘 맞는 방법으로 시술을 받도록 함께 의논한다면 환자의 상황에 대한 깊은 이해를 할 수 있게 되고 환자도 마찬가지로 수술과 진료의 전반적인 과정에 대해 정확히 이해하게 되는 것입니다.

: : 진찰을 받을 때마다 상담 결과가 다른 이유

진찰을 받을 때마다 상담 결과가 다를 수가 있습니다. 아무래도 원장마다 생각이 다르고 주로 사용하는 방법들이 다르기 때문이 아닐까 싶습니다. 원장마다 선호하는 가슴의 모양이나 크기도 다르고 보형물의 종류도 다릅니다.

똑같은 환자를 두고 이렇게 수술해야 한다 저렇게 수술해야 한다는 생각이 다를 수 있습니다. 성형외과 학회에 모여서 여러 가지 자신의 생각을 발표하고 토론하면서 정보 교류 및 기술 발전에 큰 도움을 받고 있지만, 한편으로는 나와 생각이 다른 사람도 많다는 사실을 깨닫게 되는 계기가 되기도 합니다.

여러 원장 중에 자신의 생각과 가장 잘 맞는 수술 방법을 계획하신 원장님께 수술받는 것이 가장 좋은 결과를 만들게 됩니다. 그래서 상담이 더더욱 중요하고 인간적인 유대 관계 속에서 서로를 이해하고 계획을 수립하는 것이 중요합니다.

07 가슴 수술 가격은
얼마가
적당한가요?

"세상에 공짜 점심은 없다"

단순히 가슴 확대술만 하는 경우를 놓고 볼 때 현재 가슴 성형 비용은 300만 원대에서 1,000만 원대까지 다양합니다. 가슴 성형 비용에서 가장 큰 변수는 재료비, 즉 보형물 가격입니다.

저렴한 보형물을 사용하면 수술비용은 낮아지고 비싼 보형물을 사용하면 수술비용도 높아지게 마련입니다. 그러나 비싼 보형물이라고 반드시 좋은 보형물이고 수술 결과가 잘 나오는 것은 아닙니다.

보형물 비용에 마취비나 약제비 등이 포함되어야 하고 간호사, 의사들의 인건비 등도 포함되어야 합니다. 사후 레이저나 고주파 관리비도 포함되어야 하며 부가가치세 등도 포함되어야 합니다. 이외에도 너무나 많은 변수가 있기 때문에 비용도 천차만별입니다.

다만 가슴 수술을 직접 진행하는 의사로서 말하고 싶은 것은 수술 비용이 병원 선택의 기준이 되는 것은 좋지 않다는 것입니다. 자신이 평생 가지고 살아가야 할 가슴을 만드는 수술이기에 비용 문제를 떠나서 가장 믿음이 가고 신뢰가 가는 병원에서 그에 맞는 합리적인 비용을 지불하고 수술받는 것이 수술 후에 만족도도 높고 마음도 편하기 때문입니다.

: : 세상에 공짜 점심은 없다

'세상에 공짜 점심은 없다'라는 말이 있습니다. 이 말은 표면적으로 공짜 서비스를 받으려면 자신도 그에 상응하는 무언가를 제공해야 한다는 뜻입니다. 극단적으로 얘기해서 무리한 할인 요구로 거의 원가로 수술받는 환자라면 자기 자신은 무엇을 제공해야 할까요? 어쩔 수 없이 사용되는 저가의 재료, 최소의 서비스와 최소의 안전장치로 인해 원치 않은 수술 결과의 가능성이 높아질 수밖에 없습니다. 자기 자신의 가슴 성형 결과를 담보로 내놓는 결과밖에 안 되는 것입니다.

최선의 결과와 최고의 서비스를 원한다면 그에 걸맞은 대가를 지불하고 수술원장은 그 대가에 걸맞은 결과와 서비스로 보답해 주면 되는 것입니다. 300만 원이면 300만 원의 서비스를 받고 600만 원을 내면 600만 원의 서비스를 받게 되어 있습니다. 300만 원이면 반드시 그 이유가 있는 것입니다.

경쟁적으로 수술비용이 낮아지는 상황에서는 수술 재료와 결과의 질적 수준도 낮아지는 경향은 필연적입니다.

　: : 재수술과 보상제도에 대해서

　모든 환자나 의사가 재수술을 원하지 않지만 어쩔 수 없이 가슴 재수술을 하는 경우가 있습니다. 가장 많으면서 간단한 수술이 흉터 교정술이고 대부분 수술받은 병원에서 A/S 개념으로 레이저 치료나 교정술 등을 병행해 주고 있습니다.

　그다음은 사이즈 불만족이나 양쪽 비대칭 등의 경우가 있습니다. 개인적인 기준으로는 사이즈 불만족의 경우는 충분히 상담 후에 결정된 것이므로 유상 재수술이 원칙이라고 생각합니다. 그 외 1년 이내에 발생한 염증, 장액종 등의 경우는 보형물 값, 마취비 등등의 실비만 받고 해결해 드리는 게 맞다고 생각합니다.

　보형물 회사에 따른 보상방법의 차이도 있습니다. 가끔 중국 환자를 재수술하다 보면 환자는 미국 보형물이 들어간 것으로 알고 있는데 중국제 보형물이 들어가 있는 경우도 있습니다.

　보형물 회사에서 인증서를 제공해 주는데 자기 몸에 어느 회사의 어떤 사이즈가 들어갔는지 알려드리는 효과와 신뢰를 주기 위해서 제공됩니다. 보형물 하나당 하나의 인증서만 제공되기 때문에 가슴 성형을 받으면 두 장의 인증서를 받게 되고 그 보형물이 들어가 있다고 생각하면 됩니다. 보형물 회사마다 무상교환이 되는 회사도 있고, 그렇지 않은 회사도 있으므로 상담 때 확인받으시면 좋습니다.

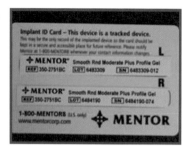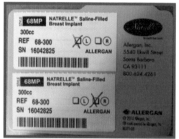

〈보형물 회사에서 제공해주는 보형물 인증서〉

∷ 고객이 결과에 대해 불만스러워하는 경우의 대처는 어떻게 하나요?

어떠한 일을 하든 불만이 없는 것은 없다고 생각 하므로 일단은 끝까지 책임지고 해결해 드리는 것이 개인적인 원칙입니다. 나를 믿고 선택하신 환자분께 최선을 다해 만족을 드리는 것이 그 믿음에 보답하는 것이기 때문입니다.

하지만 사람이 하는 일인지라 100명 중 100명을 모두 만족시켜 드리지는 못합니다. 이러한 불만족이 생겼을 때 대부분은 시간이 해결해 주는 경우가 많습니다. 6개월~12개월 정도 지나면 성형 수술한 가슴이 대부분 자리를 잘 잡지만 그렇지 못한 경우 다시 한번 믿고 따라와 주신다면 재수술이나 사후 관리 등을 해드립니다.

문제는 저와의 신뢰가 깨진 경우입니다. 다른 병원 상담 갔더니 수술이 잘못되었다는 말을 듣는다든가 카페에 수술 후 사진을 올렸더니 재수술 필요하니까 환불받으라는 댓글들이 달린다든가 하는 경우는 곤란해집니다.

．

이런 경우 진료실에 들어올 때부터 표정이 좋지 않고 '나는 당신을 더 이상 믿지 않는다'라고 얼굴에 쓰인 경우입니다. 어떤 말을 해도 당장은 통하지 않기 때문에 이때는 대화를 통해서 해결되지 않습니다. 환자분은 환불받아서 다른 병원에 가서 수술받고 싶고 저는 수술이 잘못된 것이 아니니 환불해 드릴 이유를 느끼지 못해, 서로 생각의 평행선을 달릴 수밖에 없습니다. 요즘은 아예 환불을 목표로 삼고 조그만 트집이라도 잡아내려고 하는 블랙컨슈머들도 있습니다.

이런 경우는 제삼자의 의견을 빌어 객관적으로 문제를 처리하는 것도 좋은 방식이라고 생각합니다. 의료분쟁조정위원회에 의뢰하든지 대학병원 교수님들에게 의견을 물으면 오해가 풀리면서 상호 합리적인 방향으로 해결이 될 수도 있습니다. 분쟁이야 없을 수 없지만 이러한 분쟁을 최소화하는 것 그리고 이 과정을 통해 해결책을 주려고 서로 노력을 하는 것이 바람직한 의사의 자세라고 생각합니다.

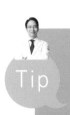

가슴 수술받기 좋은 시기는?

눈, 코 등의 수술은 아무래도 수능 끝나고 겨울 방학이 제일 많습니다. 이 시기에 성형외과에 가보면 정말 눈코 뜰 새 없이 바쁩니다. 이때부터 설 끝날 때까지 쭉 바쁜 시기라고 보면 됩니다.

3월이 되고 개학을 하면 학생 환자들이 어느 정도 줄어듭니다. 그리곤 가슴이나 체형 환자는 노출의 계절인 6월~8월을 염두에 두고 성형수술을 계획합니다. 그러니 3월~5월 정도에 수술받으면 충분한 회복의 시간적인 여유를 가지고 예쁜 가슴으로 여름을 즐길 수 있지 않을까 생각됩니다. 역으로 여름 시즌에 수영장에서 가슴이 예쁜 사람들을 보고 자극을 받아 9, 10월 추석 시즌에 수술하는 경우도 많다는 것을 느끼고 있습니다.

올여름을 즐기기 위해 여유로운 가슴 수술을 원한다면 늦어도 3월~ 5월 사이에 수술받는 것을 추천해 드립니다.

"우리를 조금 크게 만드는데 걸리는
시간은 단 하루면 충분하다."

– 독일의 화가, 파울 클레(Paul Klee, 1879 – 1940)

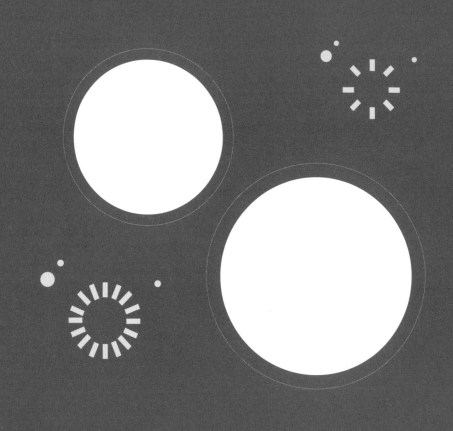

가 슴 수 술 받 은 후 에 하 는 고 민

가슴 성형 수술받고
나서의 고민들

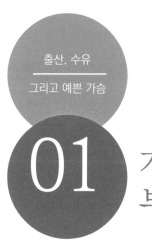

01 가슴 수술 후
부작용이 걱정되요

"가슴 성형 부작용은 무엇이 있나요?"

부작용 발생은 환자도 그렇고 수술하는 제 입장에서도 원치 않는 상황입니다. 다만 예전보다는 정말 많이 감소하였기 때문에 저로서는 특별히 걱정 안 하셔도 된다고 말씀드리고 싶고 객관성을 위해 공개된 자료를 인용하겠습니다.

한국 식품의약품안전처에서 발행한 〈인공 유방 안전사용을 위한 안내서〉에서 발췌한 미국 FDA 제공 부작용 리스트이므로 공신력이 있으며 최근의 발생 확률은 매우 낮습니다. 이 자료도 아주 최신의 것은 아니라서 최근에 많이 볼 수 있는 것들은 굵은 글씨로 표시했고, 대부분 해결이 가능한 부작용들입니다.

* 비대칭(Asymmetry) :

 양쪽 가슴의 크기나 모양이 대칭되지 않음

* 통증(Breast Pain) :

 유두나 가슴 부위의 통증

*위축(Breast Tissue Atrophy) :

 피부가 얇아지거나 뭉침

* 석회화/칼슘 침착(Calcification/Calcium Deposits) :

 이식 부위 피부 하부에 딱딱한 혹으로 느껴짐.

* 구형 구축(피막구축)(Capsular Contracture) :

 인공 유방 주위의 피막이 팽팽해져 유방이 단단해짐.
 심한 경우 인공 유방 부위가 조여들며 가슴이 딱딱해짐

* 흉벽 기형(Chest Wall Deformity) :

 흉벽 혹은 흉곽 하부의 변형이 나타남

* 수축(볼륨 감소)(Deflation) :

 실리콘막 인공 유방의 외피 손상으로 식염수액이 누출된 경우

* 상처 회복 지연(Delayed Wound Healing) :

 절개 부위가 정상적으로 회복되지 않거나 회복 속도가 느림

* 압출(Extrusion) :

 피부가 주저앉아 피부를 통해 인공 유방이 드러남

* 혈종(Hematoma) :

 부종, 멍, 통증과 함께 나타나는 수술 부위 주변에 피가 고이는
 현상. 큰 혈종의 경우 제거 시 수술이 필요할 수 있음

* 의사의 부주의로 인한 손상(Iatrogenic Injury/Damage) :

 인공 유방 이식수술에 의한 조직 또는 인공 유방의 손상

*감염(독성쇼크증후군 포함)(Infection, including Toxic ShockSyndrome) :

상처가 박테리아나 곰팡이 같은 미생물에 오염될 경우 발생

* 염증반응/ 자극(Inflammation/Irritation) :

감염이나 상해 발생 시 생기며 보통 홍반, 부종, 작열감, 통증

혹은 기능장애를 동반함

* 림프부종이나 임파선염(Lymphedema or Lymphadenopathy) :

임파절이 붓거나 커짐

* 잘못된 위치 삽입/인공 유방의 이동(Malposition/Displacement) :

인공 유방이 올바른 위치에 자리 잡지 못한 경우 또는

인공 유방이 원래 위치에서 이동한 경우. 주로 중력, 외상 혹은

구형 구축에 의해 발생함

* 괴사(Necrosis) :

가슴 주변의 조직이나 피부가 죽는 경우. 감염, 수술 시

스테로이드 사용, 흡연, 화학적/방사선 치료 및 과도한 열/냉

치료에 의해 발생할 수 있음

* 유두/가슴 민감도 변화(Nipple/Breast Sensation Changes) :

일시적 혹은 영구적으로 유두와 가슴의 감각이 증가하거나

감소함으로써 성감 혹은 모유 수유에 영향을 줄 수 있음

* 감지(Palpability) :

피부를 통해 인공 유방이 만져짐

* 처짐(Ptosis) :

노화, 임신 또는 체중감량에 의해 나타날 수 있음

* 홍반/멍(Redness/Bruising) :

수술 시 출혈에 의한 피부색 변화로 일반적인 수술에서도

일시적으로 나타날 수 있는 증상

* 파열(Rupture) :

인공 유방의 외피에 구멍이 생기거나 찢어진 경우

* 장액종(Seroma) :

부종, 멍, 통증과 함께 나타나는 수술 부위 주변에 체액이 고이는

현상. 큰 혈종의 경우 제거 시 수술이 필요할 수 있음

* 피부 발진 불만족 (Skin Rash) : **가슴 또는 주변부의 피부발진**

* 모양과 사이즈에 대한 불만족 (Unsatisfactory Style/Size) :

환자나 의사가 사용한 인공 유방의 모양이나 사이즈 등 전체적인

모습에 만족하지 못할 경우

* 가시성(Visibility) :

피부를 통해 인공 유방이 비쳐 보임

* 주름 형성/리플링(Wrinkling/Rippling) :

피부를 통해 느껴지거나 보이는 인공 유방의 주름

특히 말씀드리고 싶은 것은 감지(palpability)와 주름 형성/리플링(wrinkling/rippling)과의 차이입니다. 전자는 보형물의 가장자리에서 말랑말랑함이 손으로 느껴지는 것이고 요즘 대세인 이중평면법으로 수술한 경우에는 종종 발생하지만, 특별히 교정할 필요는 없다고 생각됩니다. 후자는 얇은 피부에 보형물이 접혀서 유착되는 경우 물결 모양의 주름이 눈으로 보이거나 만져지는 것으로서 지방 이식으로 덮어주면 개선될 수 있습니다.

모두가 걱정하는 구형 구축에 대해서도 간단히 설명드리겠습니다. 가슴 보형물은 인체의 입장에서 보면 외부 물질이기 때문에 몸에 들어가게 되면 보형물을 격리시키기 위해 피막(캡슐)이라는 것을 만들어 경계를 지으려고 합니다.

대부분의 경우 캡슐이 부드럽게 형성되어 아무 문제 없지만, 수술 중에 세균 감염이 되거나 출혈이 있어서 보형물의 표면이 오염되면 피막 형성이 굉장히 활발하게 되어 두꺼워지고 인체는 보형물을 더욱 확실히 격리시키려고 합니다.

인체는 보형물과의 접촉면을 최소화하려고 하는데 정해진 부피에서 가장 작은 표면적을 갖는 입체는 공 모양(구형:求形)입니다. 그래서 피막이 두꺼워지면서 공 모양으로 수축되는 부작용을 구형 구축이라고 합니다.

그 정도에 따라 1~4단계로 구분되며 요즘은 기술이 좋아져서 그 발생률은 1퍼센트도 되지 않고 1~2단계는 수술적 교정이 필요 없으며 3~4단계만 필요하므로 실제 재수술로 이어지는 경우는 많지 않다고 보셔도 됩니다. 제가 수술 후에 처방해 드리는 구형 구축 예방약은 이 피막의 형성을 최소화하고 부드럽게 해주는 성분들로 구성

되어 있습니다.

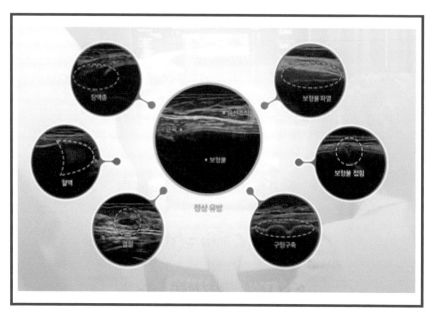

〈초음파 검사로 확인할 수 있는 부작용들〉

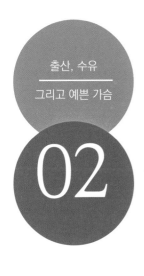

02 수술 후 가슴은 언제 말랑해지나요?

"안정화되는데 6개월에서 12개월의 시간이 필요합니다"

가슴의 모양, 크기도 중요하지만 그에 못지않게 중요한 것이 촉감입니다. 한국 환자들의 경우 특히 촉감을 중시하는 경향이 있으므로 가슴 수술을 생각하는 분들의 대부분이 가슴 수술 후의 촉감을 궁금해합니다. 흔히 보형물의 재질에 따라 수술 후의 촉감이 결정된다고 생각하시는 분들이 많지만 사실 여러 가지 요소들을 더 감안해야 합니다. 코히시브젤의 종류도 1단계, 2단계, 3단계로 나누어져 있어서 주로 2, 3단계로 만들어지는 물방울 보형물은 좀 더 단단한 촉감을 가질 수밖에 없습니다.

특히나 촉감에 가장 큰 영향을 미치는 것은 수술 전 자신의 유방조직의 양입니다. 수술 전에 A컵이었던 사람과 수술 전에 이미 B컵 정도의 사람에게 똑같은 300cc의 보형물을 넣었다면 어느 쪽이 촉감이 좋을까요? 당연히 유방조직이 많았던 B컵 사람의 촉감이 좋습니다. 제아무리 최신 보형물이라도 자연산 유방조직의 촉감을 따라올 수는 없기 때문입니다.

또 한 가지 요소는 피부의 여유분 정도입니다. A컵 가슴을 가지고 있는 두 사람 중 한 명은 피부 여유분이 없는 타이트한 피부 조건이고 다른 사람은 바람 빠진 풍선처럼 축 늘어진 모양이라면 어떨까요 후자인 경우가 피부 여유분이 더 많습니다. 여유분이 많은 쪽이 당연히 촉감도 더 좋겠고요. 전자인 타이트한 피부는 보형물 사이즈에 맞춰 피부, 피하조직, 근육 등 늘어날 때까지 6개월~12개월 정도의 시간이 필요합니다. 그래서 출산, 수유를 마치고 나서 처진 모양이 있는 경우는 촉감 측면에서는 오히려 유리한 점이 있습니다.

성격이 급한 분들은 "언제 말랑해지나요"를 1주일 째부터 물어보시는데 부기 때문에 더 단단하게 느껴지므로 부기가 다 빠져야 하고 피부가 늘어나는데도 수개월이 지나야 하므로 좀 더 여유 있게 기다려 보는 것이 필요합니다.

03 수술 후 일상생활은 언제 가능한가요?

이 질문은 실제 진료 중에 가장 많이 받는 질문 중 하나로써 수술을 고려하시는 분들이라면 누구나 중요하게 생각하는 질문입니다. 그런데 사실 이 질문이 가장 대답하기 어려운 질문이라고 생각됩니다.

왜냐하면 사람마다 일상생활이 전부 다르기 때문에 개개인의 생활에 맞춰서 생각해야 하기 때문입니다. 아이가 셋인 전업주부의 일상생활과 방학을 맞은 대학생의 일상생활은 전혀 다릅니다. 집에서 책쓰는 프리랜서 작가와 필라테스 강사의 직장생활은 전혀 다릅니다.

또한 사람마다 통증을 느끼는 역치가 다르기 때문에 비슷한 통증에도 이 정도면 참을 만하다는 분도 있고 같은 통증에 꼼짝도 못 하겠다는 분도 있습니다.

저는 가슴 수술의 고통에 대해 문의하면 비교적 이해하기 쉽도록 자연분만의 10분의 1정도 된다고 표현하고 있습니다. 의사로서 환자의 아픔을 경험해보는 것은 당연하지만 저는 아쉽게도 자연분만을 해본 적도 없고 가슴 성형을 받아본 적도 없습니다. 다만 오랜 시간 동안 많은 환자를 만나면서 그 아픔의 정도를 묻고 답해드리면서 간접적으로 느끼는 것을 말씀드리고 있습니다.

그래서 저는 환자분들과 수술 직후 퇴원 전 함께 만세 부를 정도로 팔이 자연스레 올라가는 것을 확인시켜 드리고 퇴원시켜드립니다. 이후에는 어느 정도 활동하는지에 따라 회복의 정도에 개인차가 있는 게 당연합니다. 빨리 회복하고 통증을 잘 못 느끼는 분들은 2~3일 내로 아이도 안아주고, 빨래 청소도 하고, 운전도 합니다만 통증을 못 참고 1주일 이상 가는 분들은 이런 후기를 보고 '다 거짓이야'라며 속았다고 생각합니다.

일상생활에 대해서는 이렇게 개인차가 많이 나기에 '언제쯤이면 일상생활이 가능할까요?' 라는 질문이 아무래도 가장 어려운 질문 중 하나가 아닐까 합니다.

많은 후기를 읽어보고 되도록 많은 간접 경험해 보는 것도 좋은 방법입니다. 단, 최근의 후기를 참고하는 것이 좋습니다. "원장님 제 친구 5년 전에 겨드랑이로 수술하고 거의 한 달 동안 누워만 있었다고 하는데 저도 그럴까요?"라는 질문은 5년 전 수술 방법과 내용에 대해 잘못된 참고를 한 것입니다.

요즘 밑선 절개로 수술하고 나서 수술 직후에 "원장님 정말 하나도 안 아파요. 이럴 줄 알았으면 진작 할 걸 그랬네요"라고 말씀하시는 분들도 꽤 많습니다. 워낙 과거에 잘못된 수술방법으로 인해 아픈 수술로 악명 높았던지라 "생각했던 것보다 훨씬 덜 아프네요"라는 후기를 읽으면서 간접적으로 짐작해 보는 것도 효과가 있습니다. 이제는 편견을 깨어버리고 용기 내셔도 좋습니다.

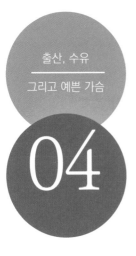

04 가슴 수술 후
몽우리가 만져져요
유방암인가요?

가슴 성형을 생각해 본 사람은 누구나 유방암과의 연관성에 대해서 생각해 보기 마련입니다. 유방암 검사를 못 하게 되는 것은 아닐까? 유방암을 일으키지는 않을까? 등등의 궁금증을 가져 보았을 것입니다. 왜냐하면 한국 여성들에게 갑상선 다음으로 가장 흔한 암이바로 유방암이고, 특히 우리나라는 40-50대의 비교적 젊은 층의 환자들이 많기 때문입니다. 그럼 유방암 검사는 무엇일까요?

검진 목적의 유방암 검사는 크게 유방 촬영술(Mammography)와초음파검사(Ultrasonography)로 나눌 수 있습니다. 유방 촬영술은 유방을 압박한 후 유방의 상하 측 및 내외 측 방향으로 X선 사진을 찍는 검사로, 유방암을 발견하는데 가장 기본적인 검사입니다.

가슴 성형을 받은 환자는 대부분 '압박을 해도 괜찮을까' 걱정을 하게 됩니다. 가슴 성형을 받는 여성들이 늘어남에 따라 요즘 영상의학과에서는 가슴 보형물을 무리하게 압박하지 않고 효율적으로 촬영할 수 있는 방법을 적용 중이니 걱정하지 말고 정기적으로 유방 촬영술을 받는 게 좋습니다. 왜냐하면 유방 촬영술은 작은 크기의 유방암을 발견할 수 있고, 정기적인 검사로 유방암으로 인한 사망률을 낮출수 있는 효과가 입증되어 있기 때문입니다.

우리나라 여성들은 지방 조직이 적고 치밀한 섬유 조직으로 이루어진 경우가 많아 유방 촬영술만으로 검사가 불충분한 경우 유방 초음파 검사를 함께 하는 것이 진단에 도움이 됩니다. 초음파검사는 보형물의 상태나 주변 조직의 상태를 보기에도 유리하고 장액종이나 혈종제거를 동시에 할 수 있는 장점이 있습니다. 또 요즘에는 종괴나 낭종이 발견되었을 경우 조직검사나 세포검사로 구체적인 진단도 내릴 수 있게 되어있습니다.

유방 촬영술과 유방 초음파 검사는 서로 보완적인 관계를 맺고 있습니다. 초음파 검사는 유방의 종괴, 낭종 등을 발견하는데 유리하지만 유방암 초기에 나타나는 석회화 병변을 찾기는 어렵습니다. 유방 촬영술과 유방 초음파 검사 외에도 최근에 자기공명영상(MRI)도 사용될 수 있으나 비용이 비싸기 때문에 특수한 상황에서 제한적으로 실시됩니다.

가슴 성형을 생각해 본 사람은 누구나 유방암과의 연관성에 대해서 생각해 보기 마련입니다. 유방암 검사를 못 하게 되는 것은 아닐까? 유방암을 일으키지는 않을까? 등등의 궁금증을 가져 보았을 것입니다. 왜냐하면 한국 여성들에게 갑상선 다음으로 가장 흔한 암이 바로 유방암이고, 특히 우리나라는 40-50대의 비교적 젊은 층의 환자들이 많기 때문입니다. 그럼 유방암 검사는 무엇일까요?

검진 목적의 유방암 검사는 크게 유방 촬영술(Mammography)와 초음파검사(Ultrasonography)로 나눌 수 있습니다. 유방 촬영술은 유방을 압박한 후 유방의 상하 측 및 내외 측 방향으로 X선 사진을 찍는 검사로, 유방암을 발견하는데 가장 기본적인 검사입니다.

가슴 성형을 받은 환자는 대부분 '압박을 해도 괜찮을까' 걱정을 하게 됩니다. 가슴 성형을 받는 여성들이 늘어남에 따라 요즘 영상의학과에서는 가슴 보형물을 무리하게 압박하지 않고 효율적으로 촬영할 수 있는 방법을 적용 중이니 걱정하지 말고 정기적으로 유방 촬영술을 받는 게 좋습니다. 왜냐하면 유방 촬영술은 작은 크기의 유방암을 발견할 수 있고, 정기적인 검사로 유방암으로 인한 사망률을 낮출 수 있는 효과가 입증되어 있기 때문입니다.

우리나라 여성들은 지방 조직이 적고 치밀한 섬유 조직으로 이루어진 경우가 많아 유방 촬영술만으로 검사가 불충분한 경우 유방 초음파 검사를 함께 하는 것이 진단에 도움이 됩니다. 초음파검사는 보형물의 상태나 주변 조직의 상태를 보기에도 유리하고 장액종이나 혈종제거를 동시에 할 수 있는 장점이 있습니다. 또 요즘에는 종괴나 낭종이 발견되었을 경우 조직검사나 세포검사로 구체적인 진단도 내릴 수 있게 되어있습니다.

유방 촬영술과 유방 초음파 검사는 서로 보완적인 관계를 맺고 있습니다. 초음파 검사는 유방의 종괴, 낭종 등을 발견하는데 유리하지만 유방암 초기에 나타나는 석회화 병변을 찾기는 어렵습니다. 유방 촬영술과 유방 초음파 검사 외에도 최근에 자기공명영상(MRI)도 사용될 수 있으나 비용이 비싸기 때문에 특수한 상황에서 제한적으로 실시됩니다.

가슴 성형 보형물과 우리가 흔히 알고 있는 보형물과는 연관이 없습니다. 하지만 Anaplastic large-cell lymphoma (ALCL)이라 불리우는 매우 드문 림프종과 연관이 있다는 2008년 밝혀져서 이를 Breast Implant Associated-ALCL (BIA-ALCL)이라 부르고 있습니다. 이후에 한국에서는 발병 케이스가 전혀 없어서 문제가 되지 않았습니다. University of Chicago의 성형외과 과장인 한국계 David Chang 교수님은 한국인의 유전적이 소인이 발병률을 낮추는 게 아닐까 추측할 수도 있다고 하셨습니다.

그러다가 2019년 8월 한국에서도 첫번째 케이스가 발생하고 이에 대한 대비책이 세워지기 시작했습니다. 객관성을 위해 한국 식품의약품안전처의 발표자료를 근거로 설명 드리겠습니다. "BIA-ALCL은 면역체계와 관련된 희귀암의 한 종류로 유방암과는 별개의 질환임. 의심 증상으로는 장액종으로 인한 유방 크기 변화, 피막에 발생한 덩어리나 피부 발진 등이 있음." 희귀암이면서 텍스쳐 보형물을 사용했던 환자들에게서만 발병하고 있으므로 아직 가슴확대술을 받지 않으신 분들은 마이크로텍스쳐 보형물을 선택하거나 스무스 보형물을 선택하시면 됩니다.

그렇다면 이미 텍스쳐 보형물로 수술한 사람들은 어떻게 해야 할까요? "대한 성형외과학회는 갑작스러운 유방 모양의 변화나 덩어리, 피부 발진 등 의심 증상이 발생하는 경우에는 반드시 전문 의료기관을 방문할 것을 권장한다며, 미국, EU 등 선진국에서도 BIA-ALCL 발생위험이 낮고, 제거수술 관련 마취, 수술 후 혈종, 염증, 감염 등 위험성을 고려할 때 증상이 없는 환자가 예방적으로 보형물을 제거하는 것은 권장하지 않고 있다고 밝혔습니다." 수술이라는 것은 항상 얻는 것이 있으면 잃는 것이 있습니다. 텍스쳐 보형물을 제거하면서 피막전절제술을 예방 목적으로 시행한다면 매우 드문 희귀암의 발병확률을 고려할 때 잃는 것이 더 많을 수도 있다는 뜻입니다. 조기 발견하면 충분히 완치가 가능한 질병이므로 너무 걱정마시고 만약 한쪽 가슴이 갑자기 부어 오르거나 종괴가 만져질 경우 전문 의료기관에 방문하시는 것이 좋습니다.

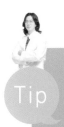

수술 전후 초음파 검진

　최근 초음파가 보편화되면서 많은 환자분들께서 초음파 검진에 대해 문의를많이 주십니다. 수술 전에 초음파 검진을 통해 유방의 병변 유무를 확인하고 필요시 맘모톰으로 병변의제거 및 조직 검사를 시행하는 것은 안전하고 건강한 유방을 위해 필수적으로, 주로 외과나 영상의학과에서 검사를 진행하게 됩니다.

　하지만 가슴 수술을 하는 집도의 입장에서 수술 전 초음파는 다른 관점에서 중요합니다. 물론 경험이 많은 의사라면 신체 검진만으로도 어느 정도 유방 조직 특성을 파악할수 있지만, 실제 초음파를 통해 얻을 수 있는 정보에 비해서는 부족한 점이 많습니다. 저는 수술 전 초음파를 통해 환자의 피부 두께, 유선조직과 지방조직의 비율, 대흉근막의 두께, 대흉근의 두께 및 흉곽의형태를 확인하고 수술 계획을 세우는 편입니다.

　수술 후 초음파는 수술의 결과를 확인하고 수술 후 상태를 유지 및 관리하는 측면에서 중요합니다. 먼저 외과나 영상의학과적으로는 유방암을 정기적으로검사하여 병변을 초기에 발견하면 보형물을 제거하지 않고도 치료가 가능하기 때문에 정기적으로 검사를 받으시는게 좋습니다.

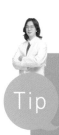
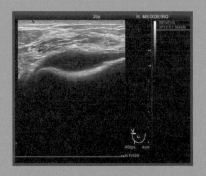

　수술 집도의로서 저는 수술 후 초음파로 여러가지 요소들을 확인합니다. 먼저보형물의 상태를 확인하는데 보형물이 올바른 위치에 있는지, 보형물이 접힌 부분은 없는지, 뒤집히진않았는지 등을 확인하고, 다음으로 보형물의 피막의 상태를 확인하여 피막의 두께가 두껍진 않은지, 피막으로 인한 구축은 없는지를 확인합니다.

　그리고 피막의 주변으로 혈액이나 체액이 고여있지는 않은지 확인하고, 만약 다량의 액체가 관찰된다면 주사기로 이를 뽑아내어 상태를 확인하고 적절한 치료를하기도 합니다. 이 모든 과정이 가슴 확대 수술 후 좋은 결과를 만들어내는데 중요한 요소라고 생각하여 저는 정기적으로 초음파 검사를 진행하고 있습니다.

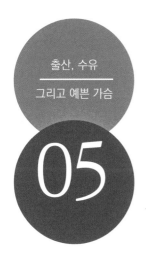

05 가슴 수술한다고 삶의 질이 나아질까요?

"가슴 수술 후 만족도에 대한 설문 조사를 볼까요?"

제가 이 책에서 계속해서 아름다운 가슴을 갖게 되면 자신감이 생기고 삶의 질이 높아진다고 하는데 사실일까요? 흥미롭게도 이런 사실에 대해 객관적인 연구를 한 사람들이 있습니다.

2013년 프랑스 성형외과 의사인 Dr. Penaud의 연구 결과에 따르면 미용 목적의 가슴 성형술 후에 자신의 몸매(body image)에 대해 만족하는 사람이 11.8%에서 51.9%로 증가했으며, 자기 자존감은 50.9%에서 58.8%로 증가했습니다. 우울증 증세가 있던 사람은 29.4%에서 15.7%로 감소했으며 성관계에 불만족이었던 사람도 22.5%에서 14.9%로 감소했습니다. 생활 전반에 대한 삶의 질이 향상

되었다는 연구 결과이며 저자들은 가슴 성형술이 정신적인 질병 치료 역할까지도 할 수 있다고 이야기합니다.

또, 2013년 Dr. Kalaaji가 설문지를 통해 연구한 결과를 Aesthetic Surgery Journal에 발표했는데 69%의 환자가 가슴 성형술 후 자신의 삶이 변화되었다고 답했으며 74%의 환자가 수술 후 자신을 진정한 인격체로 느끼게 되었다고 답했습니다. 또한 93%의 환자는 수술 후에 더 여성적으로 변화되었다고 느꼈으며 66%의 환자가 이성 교제 시에 부끄러움을 덜 느끼게 되었다고 합니다. 2012년 Dr. Saariniemi가 Aesthetic Plastic Surgery에 발표한 논문에서도 가슴 성형술 후에 자존감이 증가하고 우울증 지표가 감소하였다는 결과를 보여주고 있습니다.

비단 이러한 문헌상의 내용뿐만 아니라 제가 실제 진료 현장에서 느끼는 점도 크게 다르지 않습니다. 수술 전에 심각한 표정으로 찾아와서 상담받았지만, 수술 후에는 환한 표정으로 감사함을 표시하고 가시는 환자분들을 보면 참 보람을 느낍니다.

가슴에 자신이 없어서 늘 꾸부정하게 걷다가 가슴 수술 후 어깨를 쫙 펴고 걸으니 키가 1센티 커졌다는 분들도 있고 잘 안 생기던 둘째 아이도 가졌다며 원장님 덕분이라고 인사하고 가신 분도 있었습니다.

가슴 성형에 대해서 부정적인 인식이 있었다면 이 책을 읽고 난 독자분들은 삶을 긍정적으로도 바꿔 줄 수 있는 잠재력을 가지고 있는 가슴 수술을 한 번 고려해 보셔도 좋습니다.

"나는 한 인간에 불과하지만, 오롯한 인간이다.
나는 모든 것을 할 수는 없지만, 무엇인가 할 수 있다.
그러므로 나는 내가 할 수 있는 것을 기꺼이 하겠다"

– 미국의 작가, 사회운동가 헬렌 켈러(Helen Keller, 1880 – 1968)

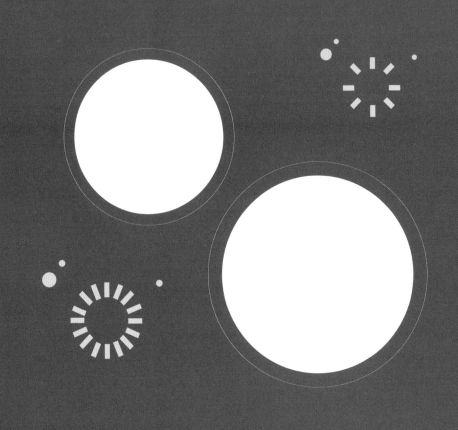

가 슴 수 술 을 마 치 고 하 는 이 야 기

가슴 성형을 마친 분들의
실제 이야기

날짜별로 수술 경과가 어떻게 변하는지 궁금해하시는 분들이 매우 많습니다. 아무래도 수술 후의 회복 과정을 알아야지 계획을 짜고 사회 복귀하는 데 참고가 되기 때문입니다. 제가 직접 수술받아본 적이 없기 때문에 이럴 때는 수술 후기를 참고하시면서 간접 경험해 보시는 게 가장 정확하다고 안내해 드리고 있습니다.

　먼저 절개 부위별로 밑선 절개와 겨드랑이 절개 후의 날짜별 후기를 각각 올려 드리고 상처의 변화와 모양의 변화 후기를 올려봅니다. 모든 후기는 수술받은 환자분들이 직접 작성해 주셨고 출판에 동의해 주신 내용으로 사진의 보정이나 편집은 없습니다. 민감한 내용이지만 후배 엄마들을 위해 흔쾌히 동의해 주신 분들께 이 자리를 빌려 다시 한번 감사드립니다.

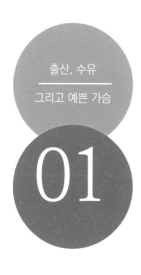

01 밑선 절개 수술 후 5일차 후기

"시간이 경과함에 따라서 가슴수술 후 회복 과정은 어떻게 될까요?"

저도 수술하기 전 겁을 많이 먹어 다른분들 후기들을 엄청 찾아 보고 걱정한 경험이 있기때문에 나름대로 후기를 자세히 적어 보려 해요. 저는 9월29일에 김기갑 원장님께 수술받았어요. 자연스러움을 강조했더니 원장님 추천으로 335cc/320cc 보형물을 넣었어요. 저렇게 넣으니까 자연스러운 B컵이 나오네요~ 무조건 큰 것보다 가슴 둘레와 흉곽과 유두 간격 길이 등을 재보시더니 부담스럽지 않고 자연스러울 수 있게 추천해주셨어요.

아기 낳기 전엔 75A를 입었는데, 아기 낳고 나선 흉곽이 넓어져서 80A 입었어요. 유두축소도 권유해 주셨지만, 신랑과 엄마가 반대해

125

서 안 하기로 하고 보형물만 넣었어요. 전 사실 가슴이 작지만, 수술할 생각이 전혀 없었어요. 무섭기도 하고 가슴이 작은 대신 운동 열심히 해서 몸을 예쁘게 만들자는 생각이었거든요. 모유 수유하면서 가슴 처지지 않도록 하려고 운동도 열심히 했어요. 그런데 신랑이 아기 낳기 전엔 가슴이 작아도 수술 안 해도 된다고 하지 말라고 하더니 쌍둥이 14개월 모유 수유하면서 윗가슴이 꺼져서 언젠가부터 장난식으로 자신감을 위해 수술하는 게 어떻겠냐고 하는 거예요. 전 그냥 첨에 3~4번 얘기할 땐 장난으로 들었어요. 그런데 갈수록 진지하게 권유하는 거예요. 저희 엄마도 옷 벗은 모습을 보고 '너 가슴이 왜 그러니' 하고 말씀하시는 거예요.ㅜㅜ

그래서 카페도 보고 같이 운동하는 가슴 수술했던 언니들한테 물어보고 하다가 카페에 후기들을 자세히 보고 병원에 가게 되었어요. 전 쌍둥이라 엄마가 같이 가끔 아이들을 봐주시지만 거의 독박육아이고 아가들 때문에 엄두가 안 났었는데 엄마와 신랑이 적극적으로 도와주겠다고 해서 엄마와 아가들 데리고 병원을 가서 상담받았어요. 원래는 아는 언니들 소개해 준 곳도 가보려 했는데 김기갑 원장님 뵙고 마음도 편하고 너무 자상하고 꼼꼼하게 상담도 잘해주시고 저희 엄마도 추천하셔서 더 알아보지 않고 여기서 하기로 마음을 먹었어요.

그리고 전 저희 언니와 같이 수술하기로 했어요. 저희 언니도 아가들 둘을 1년 반씩 완모하고나니 C컵이었던 가슴이 완전히 줄어들고 처졌거든요. 저와 언닌 수술해도 최대한 자연스러움을 제일 중요하게 생각했어요.

이제 수술 후기를 말하자면..

*수술당일

회복이 다른 사람보다 느려서 아침 11시 반에 수술했는데 저녁 7시 반이 되어도 어질어질했어요. 그런데 제가 코어 운동을 열심히 해서 그런지 복근으로 벌떡벌떡 잘 일어나니 간호사 선생님이 어떻게 그렇게 잘 일어나냐고 하시더라고요. 갈비뼈가 약간 아프고 가슴이 좀 땅기고 팽팽하면서 불편하다는 느낌이었어요. 그런데 아가들 걱정도 되고 침대도 불편해서 그냥 당일 퇴원해서 8시에 집에 왔어요. 차에 타자마자 신랑이 가져온 바나나 먹고 집에 가서 약 먹고 자버렸어요. 그런데 저희 언니는 마취도 금방 깨고 퇴원도 저보다 일찍 해서 교보문고 혼자 가서 에그타르트에 카페라떼를 사드셨다고 하더라고요. 마취회복은 사람마다 많이 다른가 봐요~

*둘째 날

아침에 일어나는데 어제 잘 못 먹어서 그런지 약간 어지러웠지만, 밥 먹으니 금방 괜찮아졌어요. 누웠다 앉았다는 혼자 자유롭게 하고 아가들 아침부터 둘 다 밥 먹이고요. 조금씩 같이 놀아주고 빨래도 개고 다 했어요. 둘째 날이라 그런지 중간에 낮잠도 두 번 정도 조금씩 잤어요. 원래 낮잠 안 자거든요.~ 이렇게 맘 편히 잔 적 아가들 낳고 첨이에요~^^ 그런데 거울을 보니 배가 많이 부었어요……. 나중에 빠지겠지 하고 맘 편히 먹기로 했어요. 그리고 멍 같은 것은 하나도 없었어요.

*셋째 날

전 가만히 있는 성격이 아니라 아침에 일어나서 아가들 먹이고 하루 종일 밥 다 먹이고 빨래 정리도 하고, 간단한 정리 같은 거 하고 마트에 장도 보러 다녀왔어요. 밤늦게까지 엄마랑 신랑이랑 아가들 재우고 영화도 봤어요~ 가슴이 불편한 느낌은 있지만, 첫날처럼 당기고 그런 건 조금씩 사라지고 있어요.

*넷째 날

사흘째 조금 상체를 세워서 자고 옆으로 못 누우니 등이 배기고 허리가 많이 아파서 잠을 잘지 못했어요. 그나마 사흘 동안 편히 잤던 건 쌍둥이라서 사용하는 U자 바디필로우가 전신을 다 기댈 수 있어서 편히 돌려가며 잤어요~ 가슴 불편한 것은 첫날, 둘째 날보다 조금씩 나아지고 있고 걸을 때 가끔 모유 수유할 때 젖이 꽉 차서 도는 느낌이 가끔 들더라고요~ 점심 먹고 아가들 손 잡고 신랑이랑 카페 가서 커피와 케이크도 먹고 산책도 하고 들어왔어요. 아침에 성묘도 다녀왔답니다~

가슴에 힘들어가는 것은 안 하고 제가 운동을 해서 그런지 가슴까지 무리 안 가게 팔만 사용할 수 있게 아가들을 케어 하면서 지내고 있어요. 마취 불편함만 없으면 가슴 수술 할만하겠다는 생각을 하게 돼요.. 너무 걱정했는데.. 다른 언니들 얘기 들으면 피통도 차고 멍도

들고 가슴도 많이 아프고 너무 고통스러웠다고 해서 너무 겁났거든 요. 원장님이 많이 아프지 않을 거라고 걱정하지 말라고 하셨던 말이 맞았어요^^ 불편한 보정 속옷 같은 것도 오래 안 하고 윗밴드도 꽉 조이지 않게 답답하지 않을 만큼 하게 해주시고 피통 같은 거 차지않 고 그렇다고 몸에 멍이 있지도 않아요. 단지 흠이라면 테이핑한 게 셋째 날 저녁부터 조금씩 간질간질하기 시작했다는 거에요. 그래서 그런지 빨리 병원 가는 날만 기다리고 있답니다~

　하루 종일 움직이고 더워서 옷을 갈아입으며 윗밴드를 첨으로 뜯 어보고 제 가슴을 자세히 한번 봤어요. 그동안 원장님 믿고 알아서 잘해주셨겠지 하고 한 번도 가슴을 자세히 보지 않았거든요. 저 나름 대로 너무 예쁜 거에요~^^ 와..원장님 밑선절개 흉터는 어떻게 될지 모르겠지만 여하튼 지금은 몸도 깨끗하게 티도 안 나게 너무 자연스 럽고 예쁘게 잘 해주셨다~하고 신랑한테 보여주니 자연스럽고 예쁘 다~ 그러는 거예요~ 기분이 좋았어요~

*다섯째 날

　드디어 병원 가는 날이에요. 보증서도 받고 테이핑도 떼고 LCL, 스 마트룩스 관리도 받았어요. 부기 빠지게 해주고 재생해주는 관리에 요. 원장님께서도 잘되었다고 하시고 잠잘 때 너무 불편하다고 말씀 드리니, 정확히 박리를 해서 이제 옆으로 자고 똑바로 누워도 좋다고 하셨어요. 그런데 나중에 누우면 너무 봉긋하게 솟아 있을까 걱정이 되기도 해요^^; 제가 느끼기에도 수술이 잘 된 것 같고 수술한 것 치 고는 불편한 것들이 그다지 많지도 않고 아가들을 들고 내리는 거 외엔 거의 케어가 가능하고 그래서 저도 모르게 원장님께 "원장님 정말 감사해요"라고 인사드리고 왔어요~ 저희 언니도 수술이 잘되었다고 말씀 전해주시니 더 기분 좋게 집에 왔답니다~ 이제 스포츠브라도 입고 테이프도 떼고 한결 가벼워져서 좋아요~ 명절 끝나면 이제 조금씩 자전거도 타고 하체로 할 수 있는 운동도 할 거예요~

신랑도 보더니 부기 좀 빠지면 자연스럽겠다고 예쁘다고 해요~^^ 다음에 또 원장님 뵙고 후기 올려 볼게요~ 여러분께 많은 도움이 되었으면 좋겠어요^^

< 밑선절개 상처의 변화과정>

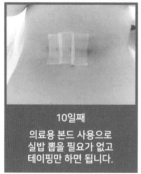

10일째
의료용 본드 사용으로
실밥 뽑을 필요가 없고
테이핑만 하면 됩니다.

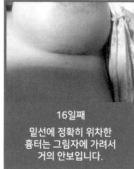

16일째
밑선에 정확히 위차한
흉터는 그림자에 가려서
거의 안보입니다.

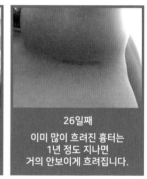

26일째
이미 많이 흐려진 흉터는
1년 정도 지나면
거의 안보이게 흐려집니다.

02 겨드랑이 절개 10일차 후기

겨드랑이 절개 후 10일 경과 후 진솔한 이야기들

　2월 20일, 김기갑 원장님께 했어요. 겨드랑이 절개로요. (가슴 수술 후 너무 불안하고 궁금한 것이 많았지만 상세히 설명된 곳이 없어서 도움이 되셨으면 좋겠다는 생각에 용기 내서 제가 올리는 거예요. 좀 길지도 몰라요) 수술 전주에 병원 방문해서 실장님과 상담 후 원장님과 상담할 때 가상체험을 했거든요(C컵으로) 원장님께서는 C컵을 추천하셨어요. 보기에도 옆태가 너무 달라 보이는 거예요~~정말 가지고 싶었던 가슴~ㅜㅜ 수술 날까지 풀 B, C컵을 고민을 정말 많이 했어요. 제가 상체가 많이 마르고 75A 컵도 다 차지 않았거든요

ㅜㅜ 너무 티 나 보이면 어떻게 하나 하고요.

하지만 원장님 선택이 맞았던 거죠~~^^ 진짜, B컵 했으면 후회할
뻔했어요!! (제가 몇 군데 알아봤을 땐 전부 B컵 추천받았거든요) 정
말 김기갑 원장님 친절하시고 경험이 풍부하셔서 딱 보면 아시는가
봐요~^^ 신랑도 많이 커 보이지 않는다고 하고 제가 보기에도 너무
예뻐요.

수술 후 첫날

전 솔직히 오래전부터 마음먹었기 때문에 얼른 해버리자는 심정으
로 수술실에 들어가 전신마취하고 깨어나니 회복실~ 수면 마취 가스
를 일단 내 몸에서 빼야 한다는 생각에 숨을 깊게 내뱉는 걸 계속 반
복했어요. 그리고 그때부터 아픔이 ㅜㅜ 내가 왜 했을까~~아파서 엉
엉 울었네요.

둘째 날

잠은 편하게 자지 못했지만 왜 했을까 하는 생각은 사라지고 진짜
참을 만했어요. 오전에 원장님 뵙고 만세 부르면서 팔 잘 올라가는
거 확인해 주시고 보정브라 착용법이랑 주의사항 안내받고 처방 약
받아 버스 타고 집에 왔어요. 집에 와서는 병든 닭 모드 침대에서 잠
만 잤네요.

셋째 날

제가 회복이 빠른 건지 그리고 주부인지라~ㅜㅜ 설거지, 청소기,
외출까지 했어요. 가슴 통증은 고통스럽지만 참을 만해요 하지만 좀

힘드네요.

넷째 날

수술 후 부기로 급 우울 모드요ㅜㅜ 정말 배, 다리 부기인지 살인지~ 뺄 생각에 그냥 아무것도 못 하고 먼저 수술받은 동네 언니들한테 언제 빠지는지 물어보기 바빠요

다섯째 날

드디어 첫 검진. 밑선 테잎 떼고 얼마나 시원하던지~~ 근데 저는 피부가 약해서 알러지가 생겼어요. 지금은 없어지는 중이요. 5일 만에 보정브라 벗어도 된다고 그리고 윗밴드만 잘하고 있으면 된다고 부기 관리 프로그램 받고 구형구축약 처방받아 집으로~~ 여섯째 날 공원 산책 괜찮다고 하셔서 공원 돌기로 맘먹고 한 바퀴, 산책하는데 통증과 보형물이 올라오는 기분이 살짝 들어서 포기하고 남편 불러 점심 먹고 집으로 ~~ 아무리 통증이 약하고 원장님이 괜찮다고 하셨지만, 솔직히 수술인데 운동은 가볍게 하세요.

일곱, 여덟, 아홉째 날

거울 보면 어떤 날은 오른쪽이 큰 것 같고, 어떤 날은 왼쪽이 큰 것 같고 그리고 무리해 움직이면 보형물이 올라오는 기분이 들었다가 다시 또 편해지고 또 뻐근해지고 단단해지고 젖 도는 느낌도 돌고~ 반복입니다~~ 시간이 해결해 줄 거라 믿어요.

오늘 열흘째

　주부다 보니 안 움직일 수가 없어요. 회복도 빨리하고 싶고요. 개학이 내일이고 해서 어제는 바빴더니 팔이 욱신욱신하네요. 오늘은 다시 요양 모드로요~~^^ 수술 후 아픈 것보다 부작용 등이 걱정이 많이 돼요!! 저도 그래서 많이 검색하고 하지만 정답은 믿고 기다리는 것 같아요.. 원장님이 시키는 대로 잘하면서요. 걱정한다고 해결되지 않더라고요. 글재주 없지만 도움이 되었으면 좋겠습니다!!

▼ 가슴수술 10일후 : 아직 부어 있는 상태로 탱탱한 느낌이 있습니다

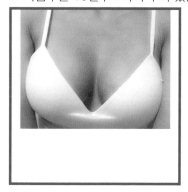 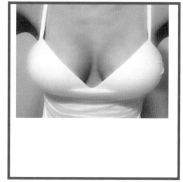

▼ 가슴수술 20일후 : 가슴골이 형성되어 외출복을 입어도 수술 티가 나지 않습니다

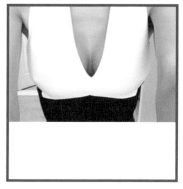 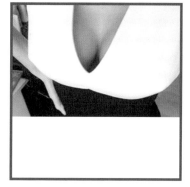

▼ 가슴수술 30일후 : 충분히 회복된 상태로 대부분의 운동이 가능합니다

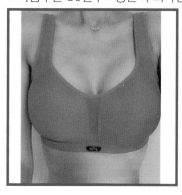 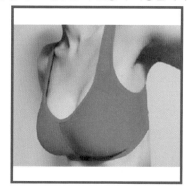

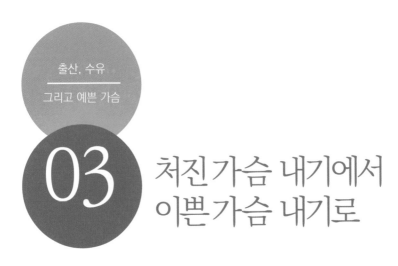

출산, 수유
그리고 예쁜 가슴

03 처진 가슴 내기에서 이쁜 가슴 내기로

"누구 가슴이 배꼽에 더 가까운가?"

김기갑 선생님이라는 마법사를 만나면 인생이 달라집니다~~ 진짜 예요!! 전 결혼 6년 차 딸만 둘을 둔 은메달 맘이에요. 첫째 40개월, 둘째 5개월 차고요. 아이들만 잘 키우면 된다 그런 생각으로 모유 수유 끊는 것도 일부러 늦게 하고 그랬는데 애 둘을 키우고 나니 〈아마존의 눈물〉 다큐멘터리 찍어도 될 정도로 가슴이 울다 못해 고개를 숙여버린 것처럼 변해서 결국 인생 포기해버렸어요.

우스갯소리로 친구들 모임 나가면 누구 가슴이 배꼽에 더 가깝나 내기를 해보자고 할 정도였습니다. 이런 장난 아닌 장난을 치며 서로를 위로하고 토닥였습니다.

다들 아시잖아요. 애 낳고 나서 모유 수유 시작하면 가슴에 할머니 오시고 풍선 바람 빠지듯 축 늘어져서 내 맘을 아는지 모르는지 신랑은 속 터지는 말 해대면서 수술 비용 아깝다고만 말하고 외제차 검색 죽어라 하면서 나한테는 그냥 살아라 가슴 한다고 아가씨로 돌아가는 것도 아니고 애 둘 엄마가 누구 보여주려고 그러느냐고요.

진짜 남편도 솔직히 처녀 때 내 가슴 보고 만나자고 했으면서 그것만 생각하면 너무 슬프네요. 제가 수술 결심한 건 처녀 때처럼 가슴 내놓고 막 보여주고 싶은 것도 아니고 그냥 처진 내 가슴을 보면 마음이 아파지고 우울해지고 내가 평생 이렇게 살아야 하나 그런 생각이 계속 들어서요. 가슴만 보고 있으면 아무것도 아닌 애 둘 엄마인 것 마냥. 그런 기분이 계속 들어서 우울증까지 오고 그래요.

몇 달이나 고민 고민하다가 이제는 진짜 해야겠다 싶어서 여기저기 알아봤어요. 어차피 결정은 내가 제일 땡기는 곳에서 하게 되는 거니까 원장님 얼굴 보고 수술 결정! 역시나 유명한 원장님답게 서글서글 부드러운 인상에 어쩜 그리 말씀도 잘하셔~ 제가 원했던 하나하나 주문을 놓치지 않고 마법 소스에 첨가하는 것 마냥 쏘옥쏘옥~

: : 수술 당일!

초긴장 상태에서 마법사님 나타나 긴장은 사라지고 수리수리 마수리 얍! 대애박! 한 거야? 눈 뜨고 나니 나 지금 가슴 째고 꿰매고 한 거 맞나? 왜 안 아프지? 뭐지?

전신 마취 깨고 나서 마취 기운 때문에 몸이 좀 많이 떨렸던 것만 빼면 아프지 않았어요. 아프다고 하는 분들 많던데 제가 이상한 건지 아니면 아직 별 반응이 없는 건지 움직이지 않을 땐 욱신거리는 느낌조차 없고요. 기침할 때 밑선 절개한 부분이 좀 아프지 뭐 이 정도도 안 아프면 수술인 건가 싶더라고요.

: : 수술 4일차

만족에 만족을 느끼며 거울 앞에 서서 또 보고 이리서서 또 보고 마치 첫사랑을 만난 것처럼 배시시 혼자 정신없이 웃고 셀카도 찍어보고 진짜 이게 현실인지.. 확인 또 확인 아직 4일 차밖에 안 돼서 윗밴드랑 보정속옷이랑 빼봐야 알겠지만 뭐 꼭 빼봐야 아나요? 그 느낌 나만 아는 거니~~샤랄랄라~~~~ 이 기분을 즐기고 있어요.

저도 뭐 주변에 먼저 한 친구들이 너무 겁주고 뭐라 해서 고민도 많이 했는데 하고 나니 왜 이제야 했을까 그런 생각도 많이 했거든요. 저랑 비슷한 고민을 하고 있다면 절대로 오래 고민하지 마세요. 하루빨리 상담받아보세요.

비용이 적지 않은 건 아는데 사실 남편 차 한 대 뽑는 건 쉽게 돈 내주면서 왜 자신한테는 그렇게 인색한지 저도 과거의 자신을 반성하고 있습니다. 정말 비용적인 부분 혼자 고민하지 말고 일단 마법사 선생님과 이야기하시면 좋을 거 같아요. 진짜 간절히 진심으로 기쁨과 만족... 느껴보시길 바랄게요. 모든 육아 맘들 홧팅♡

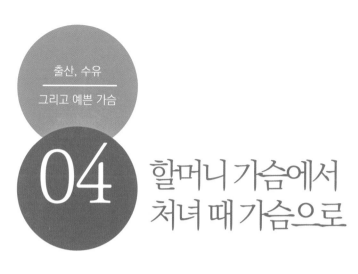

04 할머니 가슴에서
처녀 때 가슴으로

"직장생활을 병행하면서 수술받을 수 있어서 좋았어요"

처녀 때도 그렇게 큰 가슴은 아니었지만 가슴 때문에 스트레스를 받거나 고민했던 적은 한 번도 없었거든요. 그런데 첫째 아이를 낳고 나서부터는 13년을 처진 가슴으로 살았어요. 지금까지 가슴 처짐은 정말 심각하고요. 남편이 할머니 가슴 같다고 가슴 관리 좀 하라고 직접적으로 말하는데 그때마다 너무 서러웠네요.

왼쪽 사진이 이전 사진인데 80A 사이즈였네요. 오른쪽 사진은 지금 사진이고 너무 만족스럽고요. 진찰하는 동안 그리고 수술할 때 계속 원장선생님이 웃는 인상이라서 너무 편했어요.

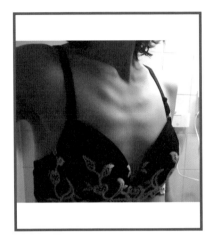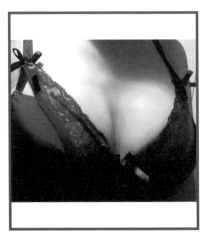

〈수술 전 가슴과 수술 후 가슴〉

처음에는 제 가슴이 워낙 창피해서 좀 그랬는데 상담 때 정말 의사 선생님 같은 느낌이라 편했던 거 같아요. 덕분에 너무 감사하다고 다시 한번 말씀드리고 싶네요. 감사해요.

제가 지금 직장에 다니고 있어 회복 기간이 어떻게 되는지 궁금해서 아는 언니한테 물어봤는데 수술하고 나서는 식판도 못 들 정도로 아프다고 해서 걱정이 많았거든요. 사람마다 차이가 왜나는지 자세하게 설명 잘해주셨고 수술 후 직장생활 병행하는 데도 큰 문제는 없었고요.

: : 수술 당일 날, 수술받았어요

많이들 물어보시는 수술 날 말씀드릴게요. 저는 수직절개로 하수교정 그리고 유륜 축소하고 마지막으로 라운드 325, 345 넣었어요. 전 처짐이 너무 심각해서 설마 잘 될까 생각했어요. 수술 후 붕대 감긴 것 보고서도 가슴이 너무 뾰족하고 위에 달린듯한 가슴에 불안하긴 했어요. 내 가슴으로는 이 정도가 한계인가보다 하면서요.

붕대 풀고 아플까 봐 걱정, 가슴 모양이 안 나올까 봐 걱정, 둘 다 걱정이었는데 의사 선생님하고 같이 붕대 푸니 봉긋한 모양으로 딱 자리를 잡고 있더라고요. 엄청 좋았는데 겉으로 내색은 안 하고 경과 볼 때 원장님께서 "잘됐네요" 한마디 해주셔서 너무 좋았습니다.

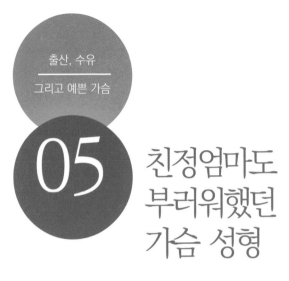

05 친정엄마도 부러워했던 가슴 성형

"딸아, 여자는 하루라도 어릴 때 이뻐져야 해!"

다른 분들도 그렇겠지만 저도 분유를 먹일까 하다가 그래도 내 몸 바쳐서 아이들 건강 챙기자 하는 마음으로 모유 수유를 시작했습니다. 에휴... 아시죠? 그 마음? ㅜ

요번에 둘째까지 유치원에 보내니 제 몸이 눈에 들어오더라고요. 그때부터 다이어트해서 7kg을 빼고 몸매는 처녀 적으로 돌아왔는데 가슴은 할머니 가슴이었어요. 늘어지고 쭈굴하고 유두가 포도알처럼 커지고요. 볼 게 없더라고요. 그때부터 정말 폭풍 검색을 시작했네요. ㅜ

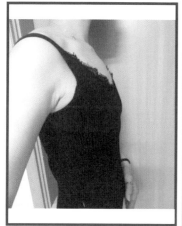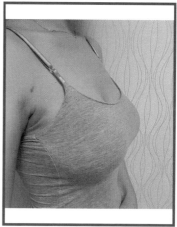

〈수술 전 가슴과 수술 후 가슴〉

이런 수술이 처음이라 여기저기 검색해 본 결과 좋은 곳에 예약하고 안심했지요. 그리고 저번 주 토요일 수술했어요. 일주일 지난 오늘은 유두 실밥도 풀렸고요. (너무 급전개인가요 ㅎ)

어렸을 때부터 겨드랑이가 생리 때마다 아파서 알고 보니 부유방이더군요. 이번에 수술할 때 원장님이 제안해주셔서 같이 제거했어요. 겨드랑이가 맨날 통통했는데 요번에 쏙 들어가서 너무 좋아요. 특히 옷 입을 때요.

두 번째 가슴 확대는 쭈그러지고 처진 가슴이었으며 짝 가슴까지 맞추느라 양쪽 300/325cc 정도로 조금 다르게 들어갔어요. 제가 최대한 적게 넣어 달라고 했는데 수유 후 처진 가슴 때문에 이 정도는 들어가야 한다고 원장님이 말씀해주셔서 믿고 따랐어요. 지금은 덕분에 짝짝이 가슴이 교정 된 것 같아서 너무 만족해요.

세 번째 유두축소는 진짜 제일 맘에 들어요. 수유해서 늘어지고 포도알처럼 커졌는데요. 이쁘게 줄여 주셨어요. ^^ 으.. 우리 아가들이

너무 세게 물었거든요 ㅜ

수술 결정하면서 제일 무서운 게 아픈 거였는데 수술 전에 친정엄마랑 같이 가서 원장님한테 "많이 아픈가요?" 하고 물었더니 그냥 욱신 할 거라고 하셨어요. 그리고 조금 자다가 오면 될 거라고요. 진짜 부유방 뺀 데 좀 아픈 거 빼면 가슴도 유두도 하나도 안 아팠어요.

제가 아픈 거를 잘 못 참는 스타일이기는 한데 ㅜ 그래도 이번에 수술하면서 정말 많이 생각한 게 수술을 누가 해주는가가 정말 중요하구나, 이 생각이었어요.

친정엄마가 '넌 수술 끝나고도 두 발로 잘도 걸어 다닌다고 수술 당일 마취 깨자마자 두 발로 걸어 나와서 친구들이랑 카톡하고 놀았다'고 하더라고요 ~~ 그리고 사후관리 마사지도 한 번 받았는데 좋았고요.

사후관리 하시는 분들도 친절해서 재밌게 할 수 있었어요!! 원장님이 지속적으로 봐주시는 것도 굿이에요!! 아직 일주일이지만 고민하시는 맘들은 상담이라도 받아 보셔요!! 간단한 집안일 가능했어요. 힘쓰는 건 조심하고요~

일주일 째 되는 날 유두 실밥 풀었어요. 유두는 정말 작아져서 넘 좋아요. 그리고 윗밴드 빼고 보정속옷을 안 해서 넘 좋아요^^ 빨리 스포츠 브라 착용했으면 좋겠어요^^

저희 친정엄마가 같이 병원 와주시면서 하시는 말씀이 애들 어릴 때 빨리하라고 여자는 하루라도 더 이뻐 보이고 싶은 맘이라고 하더라고요 ㅠㅠ 그리고 남편한테는 부유방 제거만 한다고 말하고 수술 후에 말했는데요. 남편이 다행히 별말 안 하고 일주일째 힘쓰는 집안일 다해여!! 모든 수유 맘들 화이팅이요!! 7년 수유한 후 자연단유에

대한 스스로의 선물입니다!! 김기갑 원장님도 감사해요^^

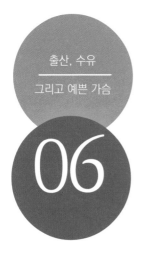

출산, 수유
그리고 예쁜 가슴

06 저도 마음껏
가슴 셀카를
찍을 수 있어요

"저도 이제 마음껏 가슴 나오게 셀카를 촬영해용"

전 라운드 마이크로 텍스처 375/350cc 들어갔고요. 만세 할 때 많이 당겼는데 월요일 관리 받고 주사 놓아주신 거 때문인가 이제 만세 되네요. 조만간 겨드랑이 레이저 받으러 가려고요. 한 달이 될 때까지만 해도 내 것인 듯 내 것 아닌 가슴이었는데 7주 차 접어들면서 확실히 부드러워지고 말랑해지고 있어요~

꼭지가 수유 후 늘어나고 커지고 너무 겸손했는데 유두 축소하면서 이쁘게 만들어 주셔서 겸손함이 없어졌네요. 부유방 자리도 통통한 게 없어지고요. 수술 후 멍이 심했는데 왼쪽 가슴은 아직도 멍이 있어요 ㅠㅠ 흑흑.

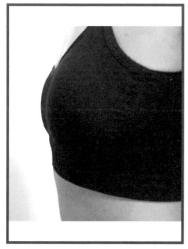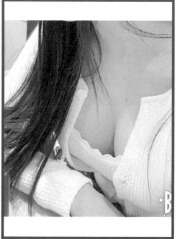

〈수술 전 가슴과 수술 후 가슴〉

가슴에 여드름도 이제 사라지고 있고 브래지어 안 해도 봉긋해서 맘에 들어요. 친구들한테 수술 안 했다고 말해도 될 정도로 자연스러워졌어요.

촉감도 많이 좋아졌어요. 아침에 자고 일어났을 때 빼곤 걸을 땐 살짝 출렁임도 있고 만지면 많이 말랑해졌어요. 가끔 찌릿한 거 빼곤 불편함도 적고요.

수술 전 B컵에서 지금은 C컵이에요. C컵도 꽉 차여. 가슴 확대, 유두축소, 부유방 제거를 같이했어요. 이제 촉감도 더 좋아지고 좋네요. 저번에 마지막 진료 때 가슴이 조금 걸리적거린다고 했는데 요즘 가슴 근육 자유롭게 쓰니 그것도 없어졌어요. 감사해요.

2개월 정도 되니 이젠 팔 올리는 것. 쓰는 것 모두 자연스럽고, 당기는 것도 신경 쓰이지 않아요. 가슴은 워낙 새가슴에 벌어진 흉곽이라 아직 완전히 모아지진 않아요. 하지만 점점 모이는 것 같고 촉감도 더 많이 부드러워졌어요. 가슴이 커지니 옷맵시도 살아나고요. 뽕 브라에서 느끼지 못하는 밑에서부터의 충만한 볼륨이 있네요ㅋㅋ 또 병원에서 해주는 고주파랑 흉터 치료 덕분에 흉터 걱정은 안 되네요. 굳이 연고 바를 필요 없다고 하니까 맘 놓고 있어요~^^ 그리고 오늘 은 수술 앞두신 분들 혹시 계실까 싶어 조언 아닌 조언 몇 자 남겨두 고 갈게요. 참고하시길

1. 보형물선택은 워낙 가슴이 없었던 터라 원장님께 맡겼어요. 크 기, 종류 등 고민 없이 경험 많은 전문가에게 맡겼어요.

2. 보정속옷, 윗밴드 착용 시기가 사람마다 다르니 김기갑 선생님 의 말씀을 꼭 따르세요. 저 같은 경우 회복이 빨라 3일째부터 집안일 간단한 건 했지만 절대 무리하는 것은 노노. 초기에 팔 안 올라간다 고 억지로 올리면 다음 날 더 아프더라고요. 지금은 수술 전과 다름 없이 지내요. 엎드려 타이 마사지 잘 받고요. 며칠 전 아이들과 실내 수영장에 다녀왔는데 당연히 자신 있고 위풍당당하게 걸어 다녔죠.

3. 고주파와 흉터 치료를 받고 왔어요. 한 시간 좀 넘는 거리인데도 가기는 귀찮아요. 억지로라도 다녀오는 편인데. 갔다 오면 한결 마음 이 편해요. 의사 선생님 뵙고. 여전히 친절하시고요. 늘 갔다 오면 기 분 좋은 느낌이 들어요. 흉터 치료도 피부과 담당 선생님 따로 오셔 서 해주시고 뭔가 더 전문적이고요. 가슴은 이제 부기는 거의 없고 앞으로 부드러워지고 더 모일 거라고 하셨어요.

수술받고 나서 얻은 자신감이랄까? 뭐 일반인 가슴과 비교했을 때 탄력도가 더 있죠. 그래도 잘 모를걸요. 아이들도 왠지 엄마 자랑스러 워 하는 거 같아서 시간 가는 줄 모르고 수영하고 왔네요~ 수술 전 가

습 부작용 카페 들락날락하면 일 년 고민했는데. 괜히 시간만 낭비하면서 고민한 거 같아요. 2개월 차 접어드는 지금 너무 만족스럽네요~~.

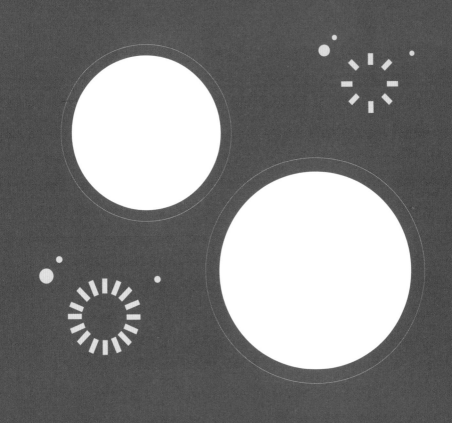

가슴 수술을 할 때
자주 묻는 질문들 21가지

저는 아이들 낳기 전에는 와이어 있는 브라를 계속해왔고
잘 때도 하고 잤었는데 언젠가부터 브라가 너무 답답하고,
여름에 너무 땀나고 젖어서
요즘은 와이어 없는 브라를 하고 있습니다.
아이들 낳고 가슴이 처지면서 살도 쪘는데
와이어 없는 브라를 하니 점점 더 처지는 느낌입니다.
와이어 없는 거 한다고 가슴이 처질까요?

답변 :

출산 후에 가슴이 처지는 게 신경 쓰여서 예방책을 찾고 계시는 군요. 일단 가장 중요한 것은 체중이 증가하지 않도록 운동 및 식이에 기본적인 노력을 해주셔야 한다는 것입니다. 육아에 바쁘고 지치시겠지만 아무리 예쁜 몸매와 가슴을 가졌더라도 출산 후 살이 붙게 되면 망가지는 것은 순식간이니까요.

그리고 브라에 관해서는 와이어보다는 캡이 지지해 주는 정도가 중요하다고 생각합니다. 유방 하수의 진행이 A → B → C로 된다면 처지는 부분은 와이어가 잡아주는 밑선 부분이 아니라 캡이 지지해

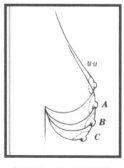

〈유방하수의 진행 상황〉

주는 유선 부분이 됩니다. 그러므로 와이어보다는 캡이 더 중요한 역할을 한다고 생각되는데 일반적으로 브라 제작사가 와이어 없는 브라는 편안함을 우선으로 제작하기 때문에 캡도 부드러운 경우가 많습니다. 이점 고려하셔서 캡이 조금이라도 지지력이 있는 제품을 사용하신다면 도움이 될 듯합니다. 운동을 하신다면 아무래도 빠지는 볼륨을 대체해줄 만한 대흉근 볼륨 키우는 운동이 도움이 될 것입니다. 유선조직을 직접적으로 채워주진 않겠지만 어느 정도 처지는 것은 예방해 줄 것입니다. 처음 말씀드렸듯이 유산소운동 병행하면서 체중 유지해 주시면 더 좋습니다. 금연은 당연히 필수적인 요소입니다.

| 질문 2 |

출산 전에도 가슴이 큰 편이어서 조금 처진 편에 속했는데
아이 둘 출산하고. 두 아이 모두 모유 수유 1년씩 하고 나니
처짐이 말로 할 수 없을 정도네요...ㅠㅜ
출산 전 70E였다가 출산 후 75D 또는E 인데...
첫째 단유 후에는 괜찮았는데.

둘째 단유 후에는 양쪽 사이즈도
조금 다르게 보이고...ㅜㅠ 어찌하면 좋을까요

답변 :

지금 글로만 봐서는 어느 정도 가슴 크기가 있으신 편이고 좀 많이 처져있을 것으로 생각됩니다. 이럴 경우 보형물 삽입은 필요 없고 양쪽 모두 원하는 위치로 가슴을 올려주면서 큰 쪽의 가슴을 좀 줄여주어 반대쪽과 비슷한 크기로 만들어 드릴 수 있습니다. 겨드랑이부터 옆구리까지 브라에 눌리는 살들을 지방흡입으로 제거해 주면 더 매끈한 라인이 나오게 됩니다. 처짐이 심하시다면 운동이나 다른 방법으로 개선은 어려울 것으로 보이고 스트레스 많이 받으시면 수술적 방법을 고려해 보시는 것도 좋지 않을까 생각됩니다.

| 질문 3 |

출산하고 모유 수유하면서 탄력이 눈에 띄게 떨어지면서
자연스럽게 처지네요ㅜㅠ 수술 고려하고 있는데
처진 가슴은 어떤 수술방식으로 진행되나요 ?

답변 :

처진 가슴의 수술방법에 대해 말씀드리겠습니다. 절개 방법에 대해 설명해 드리자면 아래 그림과 같은 여러 가지 방법이 있습니다.

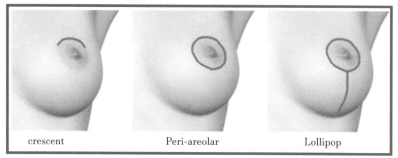

crescent　　　　　　Peri-areolar　　　　　Lollipop

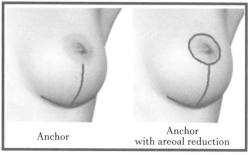

Anchor　　　　　　　Anchor
　　　　　　　with areoal reduction

〈5가지절개법의 종류〉

많이 안처져서 보형물이나 지방 이식만 하게 되는 경우 유륜주변에 흉터는 남지 않습니다. 겨드랑이나 밑선절개를 통해서 보형물을 넣거나 작은 구멍을 통해 지방 이식만 해주면 됩니다. 늘어진 피부를 잘라내는 거상 수술의 경우만 위와 같은 절개를 하게 됩니다.

첫 번째 초승달 모양(Crescent)은 1~2cm 정도의 거상만 필요한 경우, 두 번째 도넛 모양은 3~5cm 정도 거상하면서 유륜축소를 같이 하는 경우, 세 번째 롤리팝 모양(Lollipop)은 '수직절개'라고도 불리우며 거상과 함께 가로 방향으로 늘어진 피부도 같이 절개하는 경우, 네 번째 'ㅗ' 다섯 번째 '오'모양 절개는 '역T 절개'라고도 불리우며 거상과 가슴축소를 동시에 시행하는 경우에 주로 사용됩니다.

유방 하수 거상만 하는 경우에는 수면 마취로 진행 가능하고 당일날 퇴원하며 보형물 삽입이나 축소를 동시에 진행하는 경우는 전신 마취가 안전하고 한나절 이상 입원하기를 권해드립니다.

| 질문 4 |

모유 수유 하면 가슴 많이 처진다고 하는데
분유 수유 하면 안 그런가요?

답변 :

출산 수유 후 가슴이 처지는 이유는 가슴이 커졌다 작아지기 때문입니다. 풍선을 불었다 바람 빼는 것을 생각하시면 간단합니다. 임신 출산 수유를 거치면서 여성호르몬양의 변화가 가슴 크기의 변화를 초래합니다. 여기에서 수유가 생략된다면 가슴 크기의 변화량과 횟수도 줄어들기 때문에 아무래도 처짐의 정도는 덜할 수도 있습니다. 처지긴 처지는데 덜 처질 것 같다는 생각입니다.

하지만 엄마로서 모유 수유를 포기하기도 미안한 생각이 드시겠죠. 현명한 판단 하셔서 아이와 엄마 둘 다 만족스러운 출산 수유하시기 바랍니다.

| 질문 5 |

지금 모유 수유를 하고 있는데
왼쪽 가슴으로 먹이는 게 편하다 보니...
어느덧 짝 가슴이 되었네요..ㅠ
이거 모유 수유 끊으면 다시 돌아오나요?

답변 :

아쉽지만 이미 짝 가슴이 되어 버렸다면 단유후 돌아오기는 쉽지 않습니다. 단유 후에도 큰 차이가 유지되어 스트레스받으신다면 유방 하수 수술을 하면서 양쪽 보형물을 다르게 넣을 수 있습니다. 수술 중 풍선 모양의 사이져(sizer)로 볼륨 차이를 측정한 다음 보형물을 다르게 넣게 되는데, 예를 들어 30cc 차이가 났다면 오른쪽에 380cc, 왼쪽에 350cc 보형물을 넣으면 어느 정도 보정이 되게 됩니다. 아직 수유 중이므로 무사히 단유까지 마친 후 수술을 고려해 보셔도 됩니다.

| 질문 6 |

첫아이가 젖을 물지 않아 유축을 해서 먹였네요.
지금 생각하면 그냥 먹이지 말걸 했지만
그때는 모유 수유에 대한 스트레스가 심해서 그랬더니
겨드랑이까지 모유가 차서 만세하고 잤던 기억이 나요.

한 달 만에 모유를 말리니 괜찮아졌지만
겨드랑이 부유방이 처져서 옷맵시가 안 나요.
물론 뚱뚱하기도 하지만 겨드랑이 양쪽이
불룩 튀어나와서 신경 쓰입니다.
이런 경우도 수술 가능한가요?

답변 :

겨드랑이에 불룩 튀어나온 부유방으로 고민하시는군요. 부유방은
엄마 뱃속에서 태생기에 유방과 같은 새싹에서 자라납니다. 그러면
서 진짜 유방 두 개만 발달이 되어서 유두와 유륜, 유선조직을 남기
게 되고 나머지 유방들은 퇴화하게 되죠. 그중에서 퇴화가 되지 않고
꿋꿋하게 버틴! 부유방이 겨드랑이에 남아 있는 것입니다.

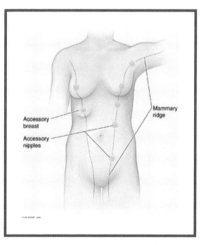

〈부유방이 남아있는 흔적〉

유선조직이 함께 남아 있는 경우도 있고 지방조직만 남아 있는 경우도 있으며 심한 경우 유두, 유륜, 유선이 실제 유방과 똑같이 남아 가슴이 4개처럼 보이는 경우도 있습니다.

대부분의 경우 지방조직만 남아 있고 유선조직이 차지하는 비중은 크지 않기 때문에 지방흡입만 해도 효과적으로 좋아질 수 있습니다. 부유방만 수술 시간은 20분 정도 되고 주변에 브라 라인이나 팔뚝 지방흡입을 같이하시는 경우도 많이 있습니다.

| 질문 7 |

아기 돌 지나고서 단유 했는데,
단유 후 가슴 크기가 처녀 때보다 더 작아졌어요..
저만 그런가요? 작아진 데다 약간 처지기까지 하네요.
남편은 괜찮다고 하는데, 옷맵시도 안 나고
동네 목욕탕은 창피해서 못 가겠어요..ㅠ
운동으로 극복할 방법 없나요?
참고로 말씀드리면 출산 후 약 4개월 뒤부터
결혼 전 몸무게로 돌아가더니 점점 더 빠져서
처녀 때보다 덜 나가네요. 불규칙적인 식사와 독박육아로
살이 안 찌고 마른 체형이 됐는데, 그 영향도 있는 걸까요?

답변 :

제가 볼 때는 단유와 체중감량 두 가지 다 영향이 있는 듯합니다. 가슴의 크기는 유선조직과 지방조직이 유지해 주는데 단유로 유선조직이 줄어들고 체중감량으로 지방조직이 줄어들기 때문이죠. 다행히 약간만 처진 거라면 보형물만으로도 처진 느낌이 개선될 수 있습니다. 감량으로 체형이 작은 느낌이라면 300cc 전후의 보형물 넣으면 예쁜 가슴으로 만들어 드릴 수 있습니다. 운동으로 회복하기는 어렵다고 생각되고 규칙적인 식사로 체중을 유지해주셔야 그나마 더 빠지지 않을 겁니다.

| 질문 8 |

10개월째 모유 수유 중이에요.
모유 수유 시작할 때부터 오른쪽이 모유가 더 잘 나왔어요.
그래서 그런지 양쪽 가슴 사이즈 차이가 생겼어요. ㅜㅜ
짝짝이.. 처음엔 크게 차이가 없었는데
이젠 확연히 차이가 나네요...
짝짝이 가슴 교정할 방법은 없을까요?

답변 :

모유 수유 중에 가슴 사이즈 차이가 많이 나기 시작하셨나 보네요. 다행히 해결 방법은 여러 가지 있습니다. 가장 간단한 방법은 사이즈 작은 가슴에 지방 이식을 해주는 방법이 있겠고, 이왕 수술받는 김에 크게 만들고 싶다면 양쪽 보형물을 넣어주면서 50~100cc 정도의 차이를 주어서 넣어주는 방법을 대부분 선호합니다. 예를 들면 작은 쪽에 250cc의 보형물을 넣고, 반대쪽에 300cc 정도의 보형물을 넣어주는 것입니다. 다만 '모유 수유 중'이라는 첫 번째 문장이 걸리네요. 10개월이면 거의 끊으실 때도 된 것 같은데 그때까지 크기 변화가 좀 더 있을 수도 있고 수유 중에 약물투여는 곤란하니 수유 끊으시고 상담받으시면 고민 해결해 드릴 수 있습니다. 이외의 흉곽의 차이나 유두 위치의 차이를 해결하는 방법도 있지만 어느 방법이든지 근본적인 한계점은 있다는 사실은 꼭 염두에 두시길 바랍니다.

| 질문 9 |

첫아이 낳고 15개월 모유 수유 했고요.
당시에도 오른쪽만 유독 모유가 잘 나와
짝짝이 가슴으로 계속 있었어요.
모유를 하면 그만큼 또 부풀어 채워지니까요...
그 후에 눈에 띄게 쳐져 있는데, 처녀적부터 유두의 위치가
서로 다르게 있어서 더 스트레스입니다.
오른쪽 왼쪽 가슴 위치도 좀 위아래가 안 맞는 것 같고요.
이런 경우 어떻게 수술하시는지 궁금하고
둘째 낳은 후 모유 수유도 정상적으로
할 수 있는지 궁금하네요

답변 :

처녀 때부터 비대칭 가슴이었는데 첫째 출산 수유 후 더 심해지셨나 보네요. 비대칭의 요소를 크기와 유두 두 가지로 본다면 각각의 해결책이 나오게 됩니다. 첫째, 크기의 비대칭을 맞추려면 양쪽의 보형물 크기를 다르게 해서 넣어주면 됩니다. 참고로 아래는 미국 Allergan 사의 물방울 보형물 차트입니다. 이렇게 다양한 보형물이 존재하고 있으니 이 중에서 양쪽 크기와 모양을 보정해 줄 수 있는 선택하면 됩니다. 물방울만 수십 가지이고 라운드 형태도 이만큼 또 있습니다. 둘째, 유두의 위치 교정을 원하시면 처진 쪽 유륜 위쪽에 초승달 모양의 절개로 유두의 위치를 끌어올려 비슷하게 맞춰줄 수 있습니다.

FF	Full height / Full projection				
TruForm (Cohesive)	TruForm (Soft Touch)	Size (g)	Width (cm)	Height (cm)	Projection (cm)
N-27-FF095-160	N-ST-FF095-160	160	9.5	10.0	3.7
N-27-FF100-185	N-ST-FF100-185	185	10.0	10.5	4.0
N-27-FF105-220	N-ST-FF105-220	220	10.5	11.0	4.2
N-27-FF110-255	N-ST-FF110-255	255	11.0	11.5	4.4
N-27-FF115-290	N-ST-FF115-290	290	11.5	12.0	4.6
N-27-FF120-335	N-ST-FF120-335	335	12.0	12.5	4.8
N-27-FF125-375	N-ST-FF125-375	375	12.5	13.0	5.1
N-27-FF130-425	N-ST-FF130-425	425	13.0	13.5	5.2
N-27-FF135-475	N-ST-FF135-475	475	13.5	14.0	5.3
N-27-FF140-535	N-ST-FF140-535	535	14.0	14.5	5.6
N-27-FF145-595	N-ST-FF145-595	595	14.5	15.0	5.8
N-27-FF150-655	N-ST-FF150-655	655	15.0	15.5	6.1
N-27-FF155-740	N-ST-FF155-740	740	15.5	16.0	6.2

〈Allergan 보형물 차트의 일부〉

| 질문 10 |

9월에 출산을 앞둔 예비맘 입니다.
유두가 엄청 늘어지고 까매지고 전체적으로 처지네요.
출산 후에 모유 수유는 3개월 정도 생각하는데 가슴 모양은 돌아올
까요? 지금처럼 처진 상태에서 크기만 줄까요???ㅠㅜ

답변 :

임신 출산은 여성 호르몬의 변화가 가장 큰 시기이고 이에 따라 가
슴의 모양 및 크기 변화, 유두 유륜 복합체의 변화가 가장 큰 시기입
니다. 아직 출산 전이라면 수유 중에도 변화가 계속 진행될 텐데요.
일반적으로 유두 색은 좀 진해지고 아이가 빨게 되니 길이가 길어지
면서 늘어지게 됩니다.

모유량이 많다면 일시적으로 가슴이 커질 수는 있는데 단유하면
다시 빠지게 되면서 피부는 늘어지게 됩니다. 그래서 출산 수유 후에
가슴 확대술 및 유방 거상술을 받게 되는 거죠. 아쉽지만 결론적으로
가슴 모양은 처녀 때처럼 돌아오지는 않습니다. 해결방법이 없는 것
은 아니니 9월에 순산하시고 모유 수유 3개월 잘하신 후에 고민하셔
도 됩니다.

| 질문 11 |

출산 후에 모유 수유 6개월 하고 약 복용도 안 하고
자연적으로 유축량 조금씩 줄여가면서
모유를 말렸는데 임신 전보다 가슴이 더 작아졌어요
뭐가 문제일까요. 엄청나게 커지게는 할 수 없겠지만,
원래 상태로 돌아갈 방법은 없나요?

답변 :

출산 수유 후 가슴의 변화는 뭐가 문제인 것이 아니라 자연스러운 것입니다. 다만 임신 전보다 작아지게 되어서 스트레스받으시는 것 같습니다. 우리 몸은 그 기능을 자주 사용하지 않거나 다 사용했다고 판단되면 퇴화하는 경향이 있습니다. 유선조직도 그러한 변화를 거쳐 볼륨이 줄었다고 생각하시면 됩니다. 원래 상태로 돌아간다기보다는 오히려 더 커지게 할 수 있습니다. 보형물 삽입하는 가슴 확대술 받으시면 되고 사이즈는 200cc~600cc까지 원하시는 가슴사이즈와 체형에 맞게 넣으시면 됩니다.

| 질문 12 |

모유 수유 3개월 한 경우 6개월 한 경우보다
가슴이 상대적으로 덜 처지나요? 아니면 크게 차이가 없나요.
수술 생각도 해봤는데 흉터가 가장 걱정되네요.

답변 :

상식적으로 생각해 봤을 때 당연히 수유 기간이 길어지면 더 처지겠죠? 하지만 3개월이랑 6개월은 거의 차이가 없을 것입니다. 모유 수유를 아예 하지 않은 경우와 12개월 한 경우는 좀 차이가 있을 수 있겠죠.

대부분 흉터 걱정을 많이 합니다만 수술 후 1년 정도가 되면 하얗게 변하고 흉터 연고, 테이핑, 레이져 등으로 관리를 해드리기 때문에 처진 가슴보다는 스트레스 덜 받으실 겁니다. 보형물만 삽입하는 가슴 확대술 대상자로서 밑선절개나 겨드랑이 절개로 수술받으신다면 나중에는 흉터가 거의 안 보인다고 생각하시면 됩니다. 기본적인 가슴 확대술 시행 받으시면 되고 사이즈는 200cc ~ 600cc 정도에서 원하시는 사이즈와 체형에 맞게 넣으시면 됩니다.

| 질문 13 |

가슴도 크고 두 번의 출산 동안 너무 많이 처져서
신랑이 아프리카 원주민 같다고 놀리는데
오기로라도 모유 끊으면 수술할 거다 했거든요.
처진 가슴 업시켜주는 수술 입원 기간(육아때문에ㅠㅠ) 궁금합니다.

답변 :

가슴 수술 후 병원 입원은 하루 하셔도 되고 상태 좋으시면 당일 바로 퇴원하셔도 됩니다. 그보다는 지금 남편분께서 아프리카 원주민이라고 한 말에 크게 상심하셨군요. 모유 수유하면서 처지는 가슴 보면 속이 상하시죠. 확대술 또는 거상술로 해결할 수 있으니 너무 스트레스받지 마시고 일단 수유 열심히 하시면 됩니다. 그런 이후에 수술했을 때 회복 기간은 1주일 내외로 생각하시면 됩니다.

| 질문 14 |

임신하면 가슴이 커지잖아요.
그래서 임신 전보다 처져가고 있긴 한데
모유 수유하고 말리게 되면 모양은 그대로 있고
마르기만 해서 생기 없이 처지기만 하는 게 맞나요?
예방하려면 말릴 때 어떻게 해야 하는지 궁금해요.
또 모유 수유 하고 싶은데 유두 모양이 함몰된 것은 아니고
유두 끝 모양이 많이 갈라져 있어요.
아기 낳기 전에 치료해야 하는 건가요?

답변 :

말씀하신 대로 모유 수유하고 나면 단유후 볼륨이 줄어들면서 늘어난 피부가 처지게 됩니다. 이미 늘어나 있는 피부이기 때문에 말리는 속도나 방법에 따라 그 정도가 크게 다르게 되지는 않을 것 같습니다. 풍선의 바람을 천천히 뺀다고 해서 늘어나지 않는 것은 아니니까요. 나중에 해결한다는 생각으로 맘 편히 수유하시고 단유하시는

게 스트레스 덜 받으실 것 같습니다.

유두 끝모양이 갈라진 것은 함몰 유두의 한 형태로 볼 수 있습니다. 모유 수유에 영향을 주지는 않습니다. 처음엔 좀 힘드시겠지만 모유 수유를 하다 보면 늘어나면서 좀 편해집니다. 다만 사이사이에 찌꺼기들이 끼지 않게 평소 샤워하실 때에 청결에 신경 써주시면 됩니다.

| 질문 15 |

모든 엄마들이 그렇겠지만 가슴 수술 너무 하고 싶네요.
나이가 먹어도 괜찮을까요.
가슴 수술이 겁나서 수술하지 못한 1인입니다.
이렇게 처진 가슴으로 살아야 할지 아님 모험해야 할지??
저 같은 분들은 없나요?

답변 :

일단 나이는 상관없습니다. 74세 할머니도 가슴이 처지셨다고 해서 유방 하수 거상술을 해드렸던 적이 있습니다. 수술 후 매우 만족해 하시는 모습을 보고 가슴은 나이의 많고 적음을 떠나 여자의 상징이자 자존심이라는 생각이 들었습니다. 마취의 위험성에 대해서는 매우 안전한 수술이라고 생각이 됩니다. 가슴 수술은 전신마취와 수면 마취로 주로 진행이 됩니다.

두 마취의 차이는 자기가 스스로 호흡하면서 숨을 쉬느냐의 차이입니다. 전신마취는 기계가 숨을 쉬어주기 때문에 정확하고 오차가 없으며 조절이 가능합니다. 수면 마취는 자발 호흡을 하기 때문에 수술하는 원장이나 마취과 원장님이 경험이 많아야 환자의 상태를 정확히 파악할 수 있습니다. 개인적으로는 가슴 성형은 전신마취가 더 안전한 수술이라고 생각되며 마취과 전문의 진료병원을 선택하시면 편하고 안전하게 수술받으실 수 있습니다.

| 질문 16 |

어떤 제품이나 유효기간이 있듯이
보형물도 유효기간이 있나요?
오래되면 곰팡이균이 생긴다는 말도 있고요.
정말 수술하고픈데요
나이 들면 꼭 빼야 하나요?

답변 :

가슴 보형물은 식료품처럼 유통기한이 있습니다. 단 이것은 식료품이 언제까지 판매되어야 한다는 것처럼 제조일로부터 며칠 안에 사용이 되어야 한다는 유통기한입니다. 일단 수술이 진행되어 몸 안쪽에 깨끗이 들어가게 된다면 따로 정해진 유효기간은 없습니다. 실제로 미국에서는 사망하신 할머니들 몸에 가슴 보형물이 있는 경우도 종종 있습니다.

1980년대에 만들어진 가슴 보형물과 지금 2018년에 만들어지는 보형물에는 엄청난 기술 차이가 있습니다. 일단 식염수 백은 식염수 주입 부위의 틈새를 완벽히 막을 수 없어 조금씩 새는 경향이 있었습니다. 10년 정도 되면 완전히 납작해질 수 있기 때문에 유효기간이 10년이라는 설이 나온 것 같습니다. 요즘 나오는 실리콘백 특히 코히시브겔백은 공장에서 밀봉되어 나오고 곰 인형 젤리처럼 칼로 베어도 흘러나오지 않습니다.

곰팡이균이 자란다는 것도 면역 질환자나 에이즈 환자에서나 발생 가능성이 높은 일입니다. 현대의학 기술로 수술받으신다면 아마도 평생 함께 지니고 가실 확률이 훨씬 높다고 보셔도 됩니다.

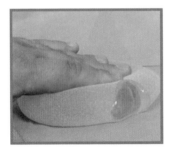 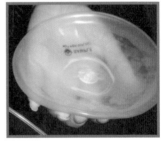

〈코히시브겔 백(왼쪽) vs 식염수 백(오른쪽)〉

| 질문 17 |

학생 때 가슴에 뭔가가 계속 잡혔는데 수술을 하지 않고
그냥 지나갔거든요. 그런데 가슴 수술을 하면 혹시나

신경 손상이 되지 않을까 걱정돼서
수술을 자꾸 미루고 있네요.
가슴 수술하면 신경이 손상되지 않을까요?

답변 :

네. 가슴 수술뿐만 아니라 거의 모든 수술에는 감각 저하의 가능성이 있습니다. 보형물이 들어갈 공간을 박리하다보면 큰 신경 가지들은 눈으로 보면서 수술할 수 있지만 작은 가지들은 눈에 보이지 않는 경우가 대부분입니다.

감각신경은 운동신경보다 재생능력이 좋기 때문에 인근에 다른 감각신경의 도움을 받아 대부분 큰 불편 없을 정도로 회복됩니다. 가슴의 신경은 바깥쪽에 주된 가지들이 분포합니다. 4, 5, 6번 늑간신경이 가슴 부분의 감각을 담당하고 있고 늑간마취를 시행하는 경우 이신경에 마취하는 곳입니다.

직경이 큰 보형물을 넣는 경우 이 신경들을 건드리게 될 가능성이 더 높습니다. 가슴 폭이 작은 분들에게 직경이 큰 보형물을 넣지 못하는 이유이기도 한데 이런 경우에는 높이가 높은 보형물을 사용하면서 가슴 안쪽의 공간을 효율적으로 사용하면 큰 사이즈를 넣을 수 있습니다.

가슴이 친구들 보다 튀어나온 남자입니다.
매년 여름만 되면 반팔티 입고 다니기가 너무 불편하고
제 가슴을 볼까 고민이 많은데
가슴 성형을 통해서 여유증도 해결이 가능할까요?

답변 :

여자만 가슴에 대한 고민을 할까? 그렇지 않습니다. 가슴에 대한
고민을 하는 남자도 있는데 주로 여성처럼 가슴이 튀어나온 여성형
유방증(여유증)으로 스트레스받는 경우가 많습니다.

몸 안의 호르몬의 불균형으로 남성의 유방이 여성형 유방으로 자
라는 상태인데 외관상 보기 좋지 않고 사춘기에 친구들의 놀림을 받
거나 심하면 군대에서 따돌림을 받는 경우도 있기 때문에 이럴 때는
치료받는 것이 좋습니다.

수술 전에 다른 내분비 질환이나 약제에 의한 것이 아닌지 확인을 하
고 수술이 필요한 경우에는 지방흡입술을 받으면 됩니다. 예전에는 지방
조직이 아닌 유선조직을 제거하기 위해서는 유륜절개를 통해 유선조직
을 절제해 내기도 했는데 남성의 유륜에 흉터가 남게 되어 최근에는 PAL
(Power Assisted Liposuction)이라는 기구를 사용하여 유선조직을 파괴
후 흡입하기 때문에 절제술 없이도 좋은 결과를 얻을 수 있습니다.

이번 여름에 놀러 가려고 가슴 수술을 생각하고 있어요.
일 년 전부터 생각은 있었는데 시기를 놓쳤거든요.
주변 사람들은 아직 제가 가슴 때문에 고민하는 줄 모르는데
여름에 놀러 가려면 수술은 언제 하는 게 좋고
언제부터 물놀이 가는 게 가능할까요?

답변 :

요즘 트렌드로 보면 가슴 성형의 목적 중 하나가 여름휴가, 수영장, 신혼여행 등 노출이 전제되었을 때 예쁜 몸매를 보여줄 자신감을 얻기 위함이라고도 할 수 있습니다.

이에 가슴 성형 시기에 관한 온라인 리서치를 진행한 조사가 있어 공유합니다. 20~30대 여성 200명을 대상으로 설문 조사를 한 결과 휴가를 계획하고 결정하는 기간은 66.2%가 1개월 전이라고 답했고, 가슴 성형 후 회복 기간은 55.2%가 1~3개월이라고 답했습니다.

수술 후에 사후관리로 고주파 관리, 재생레이져, 흉터 관리 등도 4주 스케줄에 맞춰 진행되므로 휴가 가기 전 계획 짜기 시작하는 1개월 전에는 수술을 받아야 어느 정도 회복하고 휴가를 갈 수 있을 것입니다.

예를 들어 8월 15일 여행 예정이라면 늦어도 7월 17일에는 수술 받으시는 게 물놀이 등에 지장이 없을 것입니다. 그러려면 조금 더 일찍 수술에 대한 정보 수집과 상담 일정을 잡아야 합니다.

▼ 아래에 일정표 참고

◀PREV			2018년 7월			NEXT▶
일	월	화	수	목	금	토
1	2	3	4	5	6	7
8	9	10	11	12	13	14
15	16	수술일	18	19	20	21
22	23	24	25	26	27	28
29	30	31				

수술일 후 1주차 (7/18 ~ 7/24) : 스마트 룩스 & 관리
수술일 후 2주차 (7/25 ~ 7/31) : LCL&RF 고주파 관리

◀PREV			2018년 8월			NEXT▶
일	월	화	수	목	금	토
			1	2	3	4
5	6	7	8	9	10	11
12	13	14	여행출발일	16	17	18
19	20	21	22	23	24	25
26	27	28	29	30	31	

수술일 후 3주차 (8/01 ~ 8/07) : RF&재생 레이져
수술일 후 4주차 (8/08 ~ 8/14) : RF&맞춤 흉터관리

　　눈, 코 등의 수술은 아무래도 수능 끝나고 겨울 방학이 제일 많습니다. 이 시기에 성형외과에 가보면 정말 눈, 코 뜰 새 없이 바쁩니다. 이 때부터 설 끝날 때까지 쭉 바쁜 시기라고 보면 됩니다.

3월이 되고 개학을 하면 학생 환자들이 어느 정도 줄어듭니다. 그리곤 가슴이나 체형 환자는 노출의 계절인 6~8월을 염두에 두고 성형수술을 계획합니다. 앞의 플래너처럼 여행 가서 물놀이를 마음껏 즐길 정도의 회복에는 1개월 정도 예상해야 하니 그러니 3~5월 정도에 수술받으면 충분한 회복의 시간적인 여유를 가지고 예쁜 가슴으로 여름을 즐길 수 있지 않을까 생각됩니다. 역으로 여름 시즌에 수영장에서 가슴이 예쁜 사람들을 보고 자극을 받아 9, 10월 추석 시즌에 수술하는 경우도 많다는 것을 느끼고 있습니다.

| 질문 20 |

가슴 확대에 관한 수술 후기나 이야기들은 많은데 축
소수술에 대한 글은 거의 못 봤어요.
가슴 확대보다 축소 수술이 더 위험한가요?

답변 :

가슴 축소술과 가슴 확대술은 이름만 보면 정반대의 수술입니다. 수술 과정을 보면 확대술은 보형물이 들어갈 공간을 박리하면서 출혈이 있기 때문에 지혈을 꼼꼼히 하고 보형물을 넣어야 합니다.

축소술도 마찬가지로 줄이고 싶은 유방조직과 지방조직을 제거하면서 주변 조직에 어느 정도 손상을 주는 것입니다. 그런데 그 범위가 확대술보다 넓고 안에 빈 공간이 없도록 남는 피부도 잘라내야 하기 때문에 확대술보다 위험하다고 생각할 수도 있습니다.

결국에 확대술은 보형물 삽입에 따른 위험부담이 있고 축소술은 넓은 범위의 유선과 피부조직의 절제에 따른 위험부담이 있기 때문에 어느 한쪽이 더 위험하다고 볼 수는 없습니다. 다만 기술의 발전으로 두 수술 모두 합병증은 1% 내외로 판단되므로 예전보다는 안전하게 수술받을 수 있는 환경이 되었습니다.

| 질문 21 |

이전에 다른 성형 수술을 받은 적이 있는데
1년 후에 부작용이 생겼던 경험이 있습니다.
이번에도 가슴 수술을 받고 나서
1년 후 부작용이 나면 어떻게 하나요?

답변 :

1년 후에 다시 병원을 찾는다면 그것은 부작용이라기보다는 수술 결과에 대한 아쉬움이 좀 남았기 때문이라고 할 수 있습니다. 수술 후 부작용이라고 할 수 있는 혈종, 장액종, 비대칭 등등은 대부분 1년 이내에 나타나기 때문입니다.

1년 후에 아쉬움이 남는 부분은 크기 불만족이 가장 많다고 생각됩니다. 수술 전에 충분한 상담과 시뮬레이션 후에 수술이 진행되었음에도 1년 후 점점 더 큰 가슴이 유행하거나 막상 예뻐진 가슴을 보니 더 컸으면 좋겠다는 생각을 가지게 되는 경우가 생각보다 많이 있습니다.

　두 번째로는 밑선의 비대칭이 신경 쓰이는 경우입니다. 수술 전에 디자인을 할 때 보면 허리가 많이 휘고 어깨의 높이가 다르고 유두의 위치가 다른 환자는 어쩔 수 없이 밑선의 위치를 좀 다르게 디자인야 하는 경우가 있습니다. 수술 전에 밑선의 위치가 다른 경우라면 수술 후에도 차이가 날 수도 있다는 것을 미리 인지하고 수술에 임하는 것이 좋습니다.

　마지막으로 1년 후에 흉터가 보기 싫어서 내원하는 경우도 있습니다. 각자의 체질에 따라 흉터의 성질도 달라지는데, 수술 후 1년까지는 흉터가 계속 흐려지게 마련입니다. 무릎이나 팔꿈치에까진 흉터나 얼굴에 뾰루지 흉터도 처음에 빨간색이었다가 점점 흐려지는 경험이 있었을 것입니다. 마찬가지로 가슴 성형 흉터는 1년까지 기다려 보았다가 보기 싫을 정도로 남았다면 레이저나 절제술 등으로 교정해 줄 수 있습니다.

출산, 수유 그리고 예쁜가슴

초판 1쇄 인쇄 | 2019년 3월 10일
초판 3쇄 발행 | 2022년 6월 01일

지은이 | 김기갑, 박지훈
편집 기획 | 장광호
디자인 | 신다운
발행처 | 청춘미디어
출판등록 | 제2014년 7월 24일, 제2014-02호
전화 | 010) 3630 -1353
팩스 | 02) 6918-4190
메일 | stevenjangs@gmail.com

ISBN 979-11-87654-96-4

책값 9,900원 (구천 구백 원)